DU PASSAGE DE LA TÊTE FŒTALE A TRAVERS LE DÉTROIT SUPÉRIEUR RÉTRÉCI DU BASSIN DANS LES PRÉSENTATIONS DU SIÉGE

PAR

Camille CHAMPETIER de RIBES,

Docteur en médecine de la Faculté de Paris,
Ancien interne des hôpitaux et de la Maternité de Paris,
Membre de la Société clinique.

PARIS
OCTAVE DOIN, LIBRAIRE-EDITEUR
8, PLACE DE L'ODÉON, 8

—

1879

DU PASSAGE DE LA TÊTE FŒTALE A TRAVERS LE DÉTROIT SUPÉRIEUR RÉTRÉCI DU BASSIN DANS LES PRÉSENTATIONS DU SIÉGE

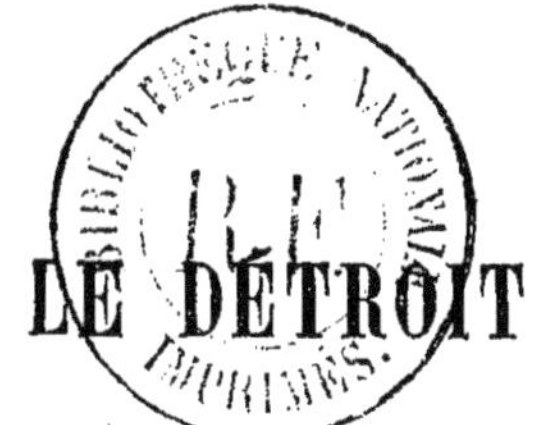

PAR

Camille CHAMPETIER de RIBES,

Docteur en médecine de la Faculté de Paris,
Ancien interne des hôpitaux et de la Maternité de Paris,
Membre de la Société clinique.

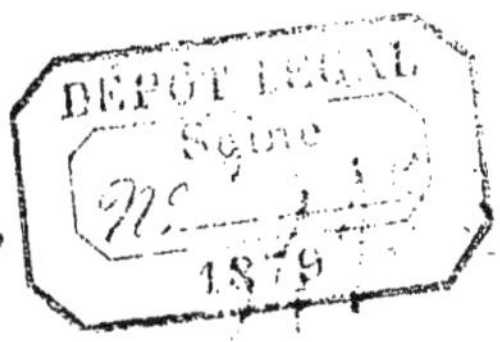

PARIS
OCTAVE DOIN, LIBRAIRE-EDITEUR
8, PLACE DE L'ODÉON, 8

1879

A MONSIEUR LE DOCTEUR TARNIER

CHIRURGIEN EN CHEF DE LA MATERNITÉ DE PARIS

16 mai 1879.

BIEN CHER ET BIEN-HONORÉ MAÎTRE,

Daignez agréer l'hommage de cette thèse dont vous avez, avec tant de bonté, surveillé l'exécution. Ma constante préoccupation, pendant le temps que j'ai mis à l'écrire, a été de la rendre digne de vous être dédiée. Puissiez-vous, en la lisant, trouver que j'ai tiré quelque profit de vos leçons !

Je me dis, en toute sincérité, bien cher et très-honoré maître, le plus respectueux, le plus dévoué et le plus reconnaissant de vos élèves.

CAMILLE CHAMPETIER DE RIBES.

DU
PASSAGE DE LA TÊTE FŒTALE
A TRAVERS
LE DÉTROIT SUPÉRIEUR RÉTRÉCI DU BASSIN
DANS
LES PRÉSENTATIONS DU SIEGE

AVANT-PROPOS.

Dans le cours de l'année 1878, alors que nous étions interne à la Maternité, dans le service de M. le Dr Tarnier, nous avons observé un assez grand nombre d'accouchements chez des femmes atteintes de rétrécissements du bassin.

Souvent, dans ces cas, le fœtus se présentait par l'extrémité pelvienne : la diversité des résultats, au point de vue de la vie de l'enfant, nous poussa à rechercher de quelle nature étaient les difficultés qu'on rencontrait, et quels moyens on pourrait employer pour les vaincre. La sortie de la tête restée la dernière après le dégagement du tronc et des épaules fixa notre attention.

Comment la tête fœtale venant la dernière franchit-elle le détroit supérieur rétréci seulement dans son diamètre antéro-postérieur ?

Quelles sont les conditions qui favorisent sa descente ?

Voilà les deux principales questions qui se posaient devant nous : nous nous sommes efforcé de les résoudre.

Pour y arriver, nous conformant aux conseils de notre savant maître, M. le Dr Tarnier, nous entreprîmes les expériences qui font la base de ce travail.

Dans ces expériences, nous avons étudié le mécanisme de la sortie de la tête ; nous avons également essayé d'évaluer la force que nous avons déployée pour extraire des têtes fœtales suivant qu'elles appartenaient à des fœtus à terme ou avant terme et, par conséquent, suivant qu'elles variaient de volume et de réductibilité.

Nous avons noté les lésions produites soit du côté des os du crâne et du maxillaire inférieur, soit du côté de la colonne vertébrale.

Nous avons enfin cherché à déterminer par quelles manœuvres nous faisions descendre la tête en usant le moins de forces et par suite en produisant le moins de lésions.

A mesure que nous avancions dans notre expérimentation, nous avons observé des faits nouveaux pour nous, mais que nous avons ensuite trouvés décrits dans les ouvrages étrangers, lorsque, voulant savoir ce qui avait été écrit sur le sujet que nous avions choisi, nous avons fait des recherches bibliographiques.

Nous avons été très-utilement aidé dans cette partie de notre travail par notre excellent ami M. le Dr Budin, chef de clinique de la Faculté, à l'obligeance de qui nous devons des notes très-intéressantes et la traduction de travaux tout récents, notamment un mémoire de Goodell (1) et deux de Matthews Duncan (2).

DIVISION DU SUJET.

Dans un premier chapitre, nous ferons aussi rapidement que possible l'historique de la question.

Dans un second chapitre, après avoir décrit les procédés que nous avons employés, nous donnerons la relation de nos expériences. On y trouvera surtout la confirmation des travaux de Barnes, de Goodell, de Matthews Duncan, de Budin.

Peut-être d'autres plus hardis que nous en déduiront-ils des conclusions que nous n'avons pas osé formuler, peut-être y puiseront-ils des idées qui ne nous sont point venues à l'esprit.

A cette relation, nous ajouterons six observations; quatre ont été prises par nous dans le service de M. le Dr Tarnier, les deux autres nous ont été communiquées par le Dr Budin. Ce sont des pièces à l'appui de la méthode que nous proposons pour l'extraction de la tête venant la dernière.

Un troisième chapitre sera consacré à l'étude des expériences et des observations.

(1) Goodell. The mecanism of natural and artificial labour in narrow pelves.

(Transactions of the international medical congress, 1878.)

(2) Matthews Duncan, Obstetrical Journal of Great Britain, avril 1878.

Matthews Duncan. The revolution of the fœtal head in passing through a brim contracted only in the conjugate diameter. Obstetrical Journal of Great Britain, juillet 1878, p. 240.

Nous terminerons par des conclusions dans lesquelles se trouveront résumés les résultats de notre expérimentation et de nos observations cliniques.

CHAPITRE PREMIER.

HISTORIQUE.

Nos recherches bibliographiques ont porté sur trois points :

1° Le mécanisme de la descente de la tête dernière arrêtée au détroit supérieur rétréci dans son diamètre antéro-postérieur.

2° Les méthodes employées pour extraire la tête ainsi retenue.

3° Les lésions résultant de cette extraction.

§ 1er. *Mécanisme.*

Les auteurs anciens ne nous paraissent avoir eu qu'une préoccupation, éviter l'enclavement de la tête soit au détroit supérieur, soit dans l'excavation. En se défléchissant spontanément ou sous l'influence des tractions, on doit redouter qu'elle s'accroche par le menton sur le bord supérieur du pubis ou quelquefois même sur le promontoire. D'âge en âge, les accoucheurs se sont transmis cette crainte qui a, d'ailleurs, conduit à une méthode d'extraction parfaitement rationnelle et qui, pourrait-on dire, est encore la meilleure parmi celles qu'on emploie actuellement. Pour éviter la possibilité de l'enclavement, les auteurs recommandent d'aller saisir le maxillaire inférieur en introduisant un ou deux doigts dans la bouche et d'abaisser le menton. On trouve ce précepte dans un grand nombre des observations de Mauriceau (1) qui ne dit pas avoir inventé la méthode.

Mauriceau insiste aussi sur la nécessité de ramener le dos en dessus pendant l'extraction du tronc de façon à être assuré que la face restera en dessous. Deleurye (2) nous paraît être le premier, au moins en France, qui ait signalé la position que prend la tête quand elle se présente par sa base au détroit supérieur : « Reste la tête, dit-il ; c'est la partie qui offre le plus de résistance, attendu qu'elle se présente par sa partie la plus solide, la plus ferme et qui a le plus d'étendue. La plupart du temps la peine que l'on a vient de la mauvaise position qu'on lui donne, c'est-à-dire lorsque obstinément on veut tirer la face en dessous. Je conseille de ne jamais mettre la face de l'enfant en dessous, mais toujours de côté, c'est-à-dire la face regardant l'un ou l'autre côté. J'ai des observations qui m'ont prouvé la certitude du principe. »

Solayrès de Renhac (3) montre aussi que la tête, quand elle arrive à l'orifice du détroit supérieur, prend une direction qui met le grand diamètre de sa base dans la direction d'un des diamètres obliques de l'ouverture du bassin : « Ita ut cum hanc aperturam attigerit, magna « diameter sui ovati inferioris accurate cœat cum una « alterave diametrorum obliquarum prædictæ aperturæ. »

(1) Mauriceau. Observations, 1670.

(2) Deleurye. Traité des accouchements, 1770, p. 201.

(3) Solayrès de Renhac. Dissert. de partu vir. mat. abs. Paris, 1771.

Mais il ajoute que le menton est poussé le premier dans l'excavation, et que le plus grand diamètre de la tête devient parallèle au plus grand diamètre du bassin.

« Tandem mentum in cavitatem pelvis tenditur, capitis « que major diameter diametro pelvis majori fit paral- « lela. »

Baudelocque (1) ne croit pas que le menton s'accroche au-dessus du pubis, comme beaucoup d'auteurs, dit-il, l'ont écrit avant lui. « Il est extraordinairement rare que ce soit le menton qui soit retenu et comme accroché au rebord des os pubis. Presque toujours c'est le milieu de la face ou le bas du front près la racine du nez, ce qui fait que la tête, alors engagée, est bien plus difficile à déplacer. La même remarque doit être faite lorsque la face descend directement au devant de la saillie du sacrum, car ce n'est pas le menton qui s'arrête communément sur cette partie. »

Baudelocque admet deux modes d'enclavement : dans le premier cas, c'est le front et l'occiput qui sont en contact avec le cercle intérieur du bassin ; dans le second, ce sont les régions pariétales. « Cette dernière espèce est beaucoup plus rare que la première et ne peut avoir lieu que dans un bassin resserré au point de n'avoir que 3 pouces et quelques lignes de petit diamètre, à moins que la tête ne soit elle-même excessivement grosse. »

Mme Lachapelle résume en quelques mots tout ce qu'on savait alors du mécanisme de la sortie de la tête dernière :

« On sait, dit-elle, que la tête doit se fléchir et que la face doit se présenter latéralement pour que l'introduction s'en fasse aisément dans le détroit supérieur. On sait qu'il est bon que la face regarde plus ou moins directement

(1) Baudelocque. Traité des accouchements. Paris, 1807.

en arrière pour se dégager facilement du détroit inférieur (1). »

La question en était là, nos auteurs classiques se contentant de répéter ce qu'avaient dit leurs devanciers, lorsque parut le mémoire de Simpson en 1848 (2).

Pour soutenir la supériorité de la version sur le forceps dans le cas de rétrécissement du bassin, Simpson compare la tête fœtale à un A qui s'engage par sa base dans les présentations du sommet, par sa pointe au contraire dans les présentations du siége, et il ajoute : « La tête arrive à avoir son diamètre bitemporal et non son diamètre bipariétal, suivant le diamètre le plus étroit, ou antéro-postérieur du bassin, et les protubérances pariétales passent dans l'espace antéro-postérieur plus large qui correspond à l'une des symphyses sacro-iliaques. »

Alors reprend la lutte ancienne déjà entre le forceps et la version.

En France, les idées de Simpson ne sont pas généralement adoptées; elles sont vivement combattues par les professeurs Paul Dubois, Depaul, Pajot. En 1865, l'Académie couronne un mémoire de Joulin dans lequel l'auteur montre que la tête fœtale peut être considérée comme composée de deux cônes adossés par leur base située au niveau des bosses pariétales, le cône pariéto-occipital ayant plus de longueur que le cône pariéto-mastoïdien; mais il ne conteste pas que la tête, venant la dernière, se présente au diamètre minimum du détroit par un diamètre voisin du bitemporal; enfin, s'appuyant sur des expériences, il ajoute, à tort selon nous, que, toujours, par la version on engage la tête par la circonférence occipito-frontale.

(1) Lachapelle, t. II, p. 78. Paris, 1821.
(2) Simpson. Traduct. de Chantreuil. Paris, 1874, p. 374.

De cette discussion ressort évidemment ce fait, entrevu par Mme Lachapelle et d'autres, que les bosses pariétales se placent en dehors du diamètre minimum du bassin.

Jacquemier (1), en 1846, affirme que dans les présentations du sommet, lorsque le détroit supérieur est rétréci, ce n'est pas le diamètre bipariétal qui correspond au point le plus rétréci, mais un diamètre qui se rapproche beaucoup du bitemporal : « La bosse pariétale, qui est en arrière, correspond en dehors de l'angle sacro-vertébral, et celle qui est en avant, en dehors des pubis sur un point où le rétrécissement est déjà sensiblement moindre. » Mais il n'applique pas cette remarque à la tête venant la dernière.

Robert Barnes, dans ses leçons sur les opérations obstétricales, dont nous devons la traduction au Dr Cordes, étudie en détail la manière dont la tête franchit le détroit supérieur (2) : « Je dois montrer ici, dit-il, que quand le diamètre conjugué est rétréci par le rachitisme, le promontoire est aussi important au détroit supérieur que la symphyse pubienne au détroit inférieur. Le promontoire est un pivot, le centre de la révolution de la tête, comme la symphyse ; la ligne courbe, dont le pubis est le centre, décrite par Carus, a son analogue dans une courbe autour du promontoire..... La projection du promontoire, accompagnant habituellement un sacrum fort creusé, trouble cette marche ; la tête doit doubler ce cap avant d'entrer dans l'orbite naturelle. Je propose pour la courbe que décrit la tête dans ce cas le nom de courbe du faux promontoire. C'est cette courbe qui doit nous guider dans la version dans un bassin rétréci. L'ayant devant les yeux et suppo-

(1) Traité d'accouchements, t. II, p. 243.

(2) R. Barnes. Leçons sur les opér. obstét., 1868. Trad. par le Dr Cordes. Paris, 1873, p. 70.

sant que la tête est saisie à peu près dans son diamètre transversal, ce qui est rarement exact, nous devons faire décrire à la branche qui correspond au côté antérieur de la tête un large cercle, tandis que le côté opposé de la tête et la branche qui le touche n'ont qu'un petit mouvement à effectuer jusqu'à ce que la tête ait dépassé le promontoire et qu'elle soit dans le petit bassin. »

Barnes est le premier qui ait parlé de ce mouvement de révolution autour du promontoire.

Goodell, dans un mémoire lu devant la Société obstétricale de Philadelphie, dans la séance du 4 février 1875, confirme les idées de Barnes et en tire des conclusions importantes pour la manière dont il faut intervenir.

Le Dr Budin (1), dans sa thèse inaugurale, apporte de nouveaux éléments à la question.

Dans une double série d'expériences, il suit le mécanisme de la sortie de la tête suivant que le fœtus est à terme ou avant terme. Il montre que sous l'influence de tractions faites sur les pieds, après le dégagement des épaules, l'occiput appuie sur le rebord du détroit, ce qui, le plus souvent, amène un mouvement de flexion. Parfois la flexion ne se produit pas spontanément parce que l'apophyse malaire reste accrochée au-dessus du pubis. Avec les fœtus avant terme, l'occiput glisse contre la paroi du bassin : « On place la face en rapport avec le côté droit du bassin. Dès qu'on tire, on voit l'occiput qui se porte à gauche et qui vient toucher le bord gauche du détroit supérieur. Dès que la tête s'enfonce, l'occiput, qui appuie sur le côté gauche du bassin, se relève et la face s'abaisse. Le menton vient se placer de plus en plus bas. (Expér. XVII.(Ce mouvement de flexion a pour conséquence de placer

(1) Budin. Thèse inaug., 1876.

en rapport avec le diamètre antéro-postérieur ou minimum du bassin le diamètre transversal le plus réductible et en même temps le plus petit de la tête du fœtus, c'est-à-dire le diamètre bitemporal.

« Lorsque la tête est droite, la distance qui sépare l'origine de la suture fronto-pariétale de la pointe de l'occipital est plus considérable que la moitié du diamètre transverse du bassin ; au fur et à mesure que la tête se fléchit, à cette ligne en succède une autre plus courte qui s'étend de l'origine, en bas de la même suture fronto-pariétale à la nuque. » (P. 102.)

Budin admet, après Simpson et Barnes, que lorsque l'enfant est avant terme, à 7 mois, par exemple, c'est le diamètre bitemporal ou un autre très-voisin qui se met en rapport avec le diamètre minimum du bassin. Mais il proteste contre l'opinion de ces auteurs qui affirment qu'il en est encore ainsi lorsque le fœtus est à terme. Il a mesuré la distance qui sépare la naissance de la suture fronto-pariétale de la partie de la tête la plus saillante en arrière, suivant que celle-ci est défléchie ou fléchie. Dans le premier cas, c'est une ligne qui, partant de la pointe de l'occipital ou d'un point très-voisin, tomberait sur le milieu du diamètre bitemporal. Dans le second cas, c'est une ligne qui s'étend de l'extrémité postérieure du diamètre sous-occipito-bregmatique au milieu de ce même diamètre bitemporal.

Il est évident que la ligne qui part de la pointe de l'occiput est plus longue que celle qui commence à la nuque. Donc le mouvement de flexion permet à la tête de présenter au diamètre minimum du bassin un diamètre transversal plus favorable. D'autre part, M. le Dr Budin a trouvé que la distance qui sépare la nuque du diamètre bitemporal est de 55 à 65 millimètres chez les fœtus de 7 mois ;

de 65 à 75 millimètres à terme. « Or, dit-il, ces dernières distances sont plus considérables que la moitié du diamètre transverse du bassin ; les premiers diamètres s'en rapprochent. » Le diamètre bitemporal avec une tête de fœtus à terme ne peut donc répondre par ses deux extrémités aux deux extrémités du diamètre sacro-pubien du bassin.

On trouve dans un second mémoire de Goodell (1) les idées émises par M. Budin presque complétement reproduites ; cependant Goodell continue à soutenir que, même à terme, la tête met son diamètre bitemporal en rapport avec le diamètre promonto-pubien.

Matthews Duncan (2), dans un article paru en juillet 1878, rend compte d'expériences qu'il a faites sur des fœtus récemment morts et à terme, avec la reproduction de détroits supérieurs du bassin : « Elles concordent, dit-il, d'une façon remarquable avec les résultats de l'observation clinique sur la descente de la tête venant la première ou la dernière lorsque le bassin est simplement rétréci. Dans les expériences, on a imité la sortie par le siége. La première conséquence de la traction faite sur la colonne vertébrale est un mouvement de révolution autour du pubis, la suture sagittale s'approche du promontoire. La révolution suivante, qui est la plus grande, se fait, elle, autour du promontoire : la suture sagittale s'approche du pubis. Le côté de la base du crâne qui est placé en arrière passe le premier à travers le rétrécissement et pendant la première révolution. Le côté de la voûte du crâne placé en avant passe le premier durant la deuxième ou grande révolution.

(1) Goodell. The mechanism of natural and artificial labour in narrow pelvis. (Transactions of the international medical congress, 1876.)

(2) Mathews Duncan. The revolution of the fœtal head in passing through a brim contracted only in the conjugate diameter. Obstetrical Journal of Great Britain, juillet 1878, p. 240.

Litzmann, Lahs, Kleinwächter et Spiegelberg, ne décrivent que la première révolution ou plutôt son analogue dans les cas de présentation du sommet. Barnes ne décrit que la deuxième ou grande révolution. Goodell, par un accord singulier avec les conclnsions de cette note, signale deux mouvements, mais non comme des mouvements de révolution. »

En résumé, la flexion régulière et spontanée de la tête franchissant la dernière le détroit supérieur a été cliniquement remarquée de tout temps. Son importance, et la nécessité de la produire artificiellement quand elle ne se fait pas seule, a été signalée en France par tous ceux qui ont écrit sur la version pelvienne. L'enclavement des anciens dans la présentation du siége était attribué principalement à la déflexion de la tête.

Deleurye insiste sur ce que la face doit être engagée au détroit supérieur « regardant l'un ou l'autre côté. »

Ce n'est qu'après la publication du Mémoire de Simpson que les auteurs s'occupent du mécanisme de la sortie de la tête lorsque le diamètre sacro-pubien est rétréci. Simpson avance que la tête se place de façon que le diamètre bitemporal réponde au diamètre minimum du bassin. Joulin en France, Goodell à Philadelphie, Barnes à Londres, acceptent cette assertion. Mais Budin démontre clairement que, telle qu'elle est énoncée, cette proposition est inexacte ; elle ne peut être vraie que lorsqu'il s'agit de fœtus avant terme et encore, ajoute-t-il, seulement dans les cas où la tête est fortement fléchie, que la flexion soit spontanée ou artificielle.

Enfin, deux mouvements de révolution sont décrits l'un par Barnes, l'autre par Matthews Duncan.

Ce dernier auteur montre que le premier effet des tractions, lorsque la tête repose sur l'ouverture du bassin, est d'engager la partie qui est en rapport avec le promontoire; la partie postérieure de la base franchit la première le détroit.

Barnes avait signalé avant lui une grande révolution qui a pour centre le promontoire, et telle que la partie antérieure de la voûte se dégage la première : Barnes propose d'appeler courbe du faux promontoire la ligne que suit la tête dans ce mouvement.

§ II. — *Méthodes employées pour extraire la tête.*

On peut diviser ces méthodes en deux classes :

1° Celles dans lesquelles les mains seules suffisent;

2° Celles où on a recours à des instruments.

Autrefois on employait les mains d'abord, et quand on n'avait pas réussi, l'enfant étant mort, on tâchait d'avoir la tête avec le crochet.

Puis, pendant un demi-siècle, après la vulgarisation du forceps de Levret et de Smellie, on appliquait cet instrument sur la tête dernière, et, dit Schröder, « le nombre d'enfants à qui cette extension du cercle d'action du forceps et la crainte de tirer sur le tronc ont coûté la vie est incalculable (1). »

Nous ne discuterons point la valeur du forceps appliqué sur la tête dernière arrêtée au détroit supérieur.

Nous croyons que lorsqu'au moyen de manœuvres manuelles on n'a pas pu l'extraire, l'enfant a succombé : il n'y a plus qu'à réduire sa tête par la crâniotomie seule ou par la crâniotomie suivie de la céphalotripsie. Aussi ne décrirons-nous que les méthodes manuelles.

(1) Schröder. Traduction par Charpentier. Paris, 1875, p. 289

« Le plus beau et le plus utile de tous les intruments, a dit Viardel, c'est celui que la nature nous a donné, c'est-à-dire la main. »

Avec les mains on a de tout temps fait des tractions sur diverses parties du corps du fœtus et des pressions sur l'abdomen de la mère.

Occupons-nous d'abord des tractions. Voyons quel a été leur point d'application, dans quel sens elles ont été dirigées.

Mauriceau en 1668 (1) décrit une méthode pour extraire la tête. Voici le procédé qu'il conseille quand elle demeure arrêtée au passage après que le corps est tout à fait dehors : « En ce cas, il ne faut pas s'amuser à tirer seulement l'enfant par les épaules, dit-il, car quelquefois on ferait plutôt quitter et séparer le col que de l'avoir ainsi, mais durant que quelqu'autre personne tirera médiocrement le corps de l'enfant, le tenant par les deux pieds ou au-dessous des genoux, le chirurgien dégagera peu à peu la tête d'entre les os du passage, ce qu'il fera en glissant doucement un ou deux doigts de la main gauche dans la bouche de l'enfant, pour en dégager premièrement le menton ; et de sa main droite, il embrassera le derrière du col de l'enfant..... Observant aussi de le faire le plus promptement qu'il sera possible de peur que l'enfant ne soit suffoqué, comme il arriverait indubitablement s'il demeurait longtemps ainsi pris et arrêté. »

Dans un grand nombre de ses observations, Mauriceau montre le succès qu'il obtient en agissant ainsi lorsque le bassin est rétréci.

Après lui, tous les accoucheurs français et étrangers emploient et conseillent sa méthode.

(1) Mauriceau. Livre II. De l'accouchement naturel.

Quatre-vingts ans plus tard, Smellie décrit absolument le même procédé. Nous le citons textuellement : « Si l'on a mis un doigt de la main droite dans la bouche de l'enfant, on laisse le corps sur ce bras ; on place la main gauche au-dessus des épaules et on applique un doigt de chaque côté du col. Si le front est tourné de l'un ou l'autre côté à la partie supérieure du bassin, il faut tâcher de l'attirer plus bas et le tourner insensiblement dans la concavité du sacrum. Par ce moyen, on élève le derrière de la tête qui acquiert en même temps plus de facilité à sortir. De plus, dans cette extraction, en tirant, on n'emploie que la moitié de la force sur le col, parce que l'autre moitié est appliquée sur la tête au moyen du doigt que l'on a placé dans la bouche (1). »

Bien qu'il n'ait rien ajouté à ce qu'avait enseigné Mauriceau, la méthode n'est connue en Angleterre que sous le nom de méthode de Smellie. Mais ce qui est plus curieux, c'est que Veit, à qui Schröder accorde le mérite d'avoir tiré cette pratique de l'oubli, en 1863, et d'en avoir généralisé l'emploi en Allemagne, jouit du privilége de l'avoir rebaptisée, si bien que dans son pays le procédé décrit par Mauriceau deux siècles auparavant porte la dénomination de méthode de Veit. Schröder, rétablissant les faits, au moins au profit de Smellie, l'appelle manœuvre de Smellie et de Veit.

Elle ne diffère en rien de la vieille méthode française que nous appellerons la méthode de Mauriceau.

De Deventer ajoute « qu'il faut tirer en bas du côté du rectum (2). »

(1) Smellie. Traité de la théorie et de la pratique des accouchements, 1751. Traduct. de de Fréville, 1771, t. I, p. 328.

(2) De Deventer. Traduct. de d'Ablaincourt. Paris, 1732.

Madame Lachapelle insiste sur ce point lorsque la tête est au détroit supérieur, et dans une de ses observations elle se reproche de ne pas avoir assez tiré en arrière (1). A ce propos, dans la même observation, pour bien faire comprendre l'importance qu'elle attache à la bonne direction des tractions, elle compare le détroit supérieur à un anneau, la tête fœtale à un cylindre : « Si vous inclinez votre cylindre autant que l'axe de l'anneau est incliné lui-même, dit-elle, alors il pourra le traverser librement. » « Le double obstacle se trouve, en pareil cas, à l'angle sacro-vertébral et aux pubis ; dès que la tête a franchi l'un des deux, l'autre devient nul ; c'est pour cela qu'elle s'est si brusquement précipitée dans l'excavation. »

Donc, tractions appliquées à la fois sur la base du cou et sur le maxillaire inférieur, dirigées suivant l'axe du détroit supérieur. Voilà la méthode employée depuis plusieurs siècles en France pour faire descendre la tête dans l'excavation.

A côté de celle-là, nous devons mentionner la manœuvre dite de Prague, attribuée à Seyfert, décrite par Kiwisch et pratiquée par un certain nombre d'accoucheurs allemands Schröder, qui la trouve bien supérieure à l'emploi du forceps, préfère le procédé de Mauriceau, de Smellie, de Veit.

Voici comment il décrit la manœuvre de Prague : « Lorsque la tête est très-haut, on abaisse fortement le tronc, et au moyen des doigt placés en crochet sur le cou on l'attire fortement par en bas. La tête sous l'influence de cette traction est-elle descendue dans l'excavation, on la dégage du vagin en relevant fortement le tronc par en haut (2). »

(1) Lachapelle. Loc. cit., t. II, p. 158.

(2) Schröder. Traduct. par Charpentier. Paris, 1875, p. 290.

Edouard Martin, au congrès de Hanovre, en 1865, s'élève contre les dangers d'un tel procédé.

La manœuvre de Prague diffère de la méthode française en deux points : d'abord par l'absence de la traction exercée sur le maxillaire inférieur ; en second lieu par un mouvement brusque d'élévation du tronc au moment où la tête franchit le détroit inférieur.

Bien que cela sorte de notre sujet, car nous étudions le passage de la tête au détroit supérieur seulement, qu'il nous soit permis de dire que Puzos en 1753 conseillait déjà, lorsque la tête est arrêtée au passage, de tirer d'une main sur les jambes du fœtus, pendant que l'autre main est placée sur le col : « les doigts ci et là, » et de citer un passage de Mme Lachapelle qui montre qu'elle employait parfois, dans les mêmes circonstances, l'élévation du tronc. Dans le second volume de son livre (page 98, Paris, 1825), elle rapporte la manière dont elle a opéré l'extraction de la tête hors d'un bassin légèrement retréci : « Après avoir, au détroit supérieur, ramené la face vers un des côtés du bassin, l'avoir ensuite abaissée en portant dans la bouche deux doigts de la main gauche et tirant de la main droite sur le tronc incliné en bas pour se conformer à la direction de l'axe du détroit », elle ajoute : « La tête une fois descendue, on tourna la face tout à fait en arrière, pendant qu'une forte élévation du tronc nous permettait de tirer dans l'axe du détroit inférieur. »

En se privant d'un point d'appui sur le maxillaire inférieur, les partisans de la méthode de Prague nous semblent retourner de plusieurs siècles en arrière.

Barnes cependant nie qu'il soit utile d'abaisser le menton, parce que, dit-il, la tête se fléchit spontanément, l'occiput butant contre le bord du détroit.

Pour aider au mouvement de flexion de la tête, Smellei

conseille encore « d'insinuer le doigt index de la main gauche sous le pubis entre le col et le pubis afin d'élever le derrière de la tête (1). »

Dans un certain nombre d'observations, Mme Lachapelle, au lieu de tirer sur le maxillaire, abaisse la face en appuyant avec l'index et le médius placés de chaque côté du nez.

En Allemagne, en Russie surtout, on donne à tort, à ce procédé, le nom de méthode de Smellie.

Celui-ci, nous l'avons déjà dit, employait ordinairement les tractions sur le cou et sur le menton combinées, c'est-à-dire la méthode de Mauriceau.

Matthews Duncan (2) dans un travail récent dit : « qu'on essaie en vain d'extraire la tête en appliquant les doigts sur les fosses canines; la force qui, dans un semblable procédé, agit dans un sens favorable est trop petite. »

Il préfère de beaucoup tirer directement sur le maxillaire avec deux doigts introduits dans la bouche. Il insiste sur la nécessité de diriger les tractions en arrière vers le coccyx.

Goodell, dans son mémoire lu à la Société obstétricale de Philadelphie le 4 février 1875 (3), décrit une manœuvre assez singulière : il exerce de vigoureuses tractions sur le tronc en l'abaissant, puis il le relève et l'abaisse de nouveau en tirant. Il fait de la sorte une série de mouvements analogues à ceux qu'on exécute lorsqu'on fait manœuvrer une pompe.

Il combine ces tractions à de vigoureuses pressions sus-pubiennes dont nous allons nous occuper.

(1) Smellie. Loc. cit., p. 328.

(2) Matthews Duncan. The obstetrical Journal, avril 1878.

(3) Goodell. Sur la version dans les rétrécissements du bassin. Annales de gynécologie, novembre 1875.

Mentionnée par les plus anciens auteurs, la méthode dite d'expression, appliquée à l'extraction de la tête dernière, n'est utilisée d'une façon méthodique que depuis quelques années.

Celse (1) conseillait l'expression dans les cas où la tête séparée du tronc restait dans l'utérus. Craignant qu'elle ne tombe au fond de la matrice, il recommande à l'opérateur de placer « à sa gauche un homme intelligent et robuste qui, de ses deux mains appuyées l'une sur l'autre, aurait à comprimer le bas-ventre, de telle sorte que la tête refoulée vers l'orifice utérin, pût être ramenée au dehors à l'aide du crochet. »

Ambroise Paré (2) dans les mêmes circonstances dit : « qu'il faut comprimer médiocrement et presser le ventre de la mère au-dessus de l'ombilic et lui commander qu'ell tienne son haleine par intervalles en clouant le nez et la bouche. »

Pugh, en 1753, conseille d'exercer sur la tête une pression sus-pubienne, en même temps qu'on tire sur le cou. Il dit que par cette méthode il n'a jamais manqué de réussir.

Il n'est pas résulté la moindre lésion pour la patiente (p. 53).

Wigand (3), en 1812, décrit ainsi la manœuvre qu'il propose « Elle consiste en une pression exercée par la paume de la main extérieurement sur le ventre, directement au-dessus du pubis, du côté où est dirigé l'occiput. Par cette pression extérieure de bas en haut et d'avant en

(1) Celse. Traité de la médecine. Trad. de Châales des Étangs. Paris, 1846, livre VII, p. 243.

(2) Ambroise Paré. Œuvres complètes. Paris, 1840, t. II, p. 629.

(3) Wigand. Trad. de l'allemand par Hergott. Strasbourg, 1857. p. 64.

arrière, dans la direction du diamètre oblique, on élève l'occiput et on rapproche le menton de la poitrine. Il en résulte que la tête forme un cône et se présente dans le bassin par ses plus petits diamètres. On peut rendre ces pressions plus efficaces encore en recherchant la bouche et en appliquant deux doigts sur la mâchoire supérieure dans le but de fléchir la tête sur la poitrine. Les deux manœuvres doivent se faire simultanément si on veut en obtenir un effet sûr et précis. »

Strassmann, 1838, insiste sur l'utilité des pressions suspubiennes.

Martin (1) en 1865 et Carl Braun (2) en 1867 obtiennent par expression la tête restée seule en arrière après la sortie du tronc, mais ils ne disent pas s'il y avait rétrécissement du bassin.

Kristeller, 1867, qui généralise la méthode d'expression, publie des observations favorables (3).

Schröder, 1870 (loc. cit. p. 287), écrit : «qu'il est très-bon dans les cas où l'extraction de la tête venant la dernière offre des difficultés, de soutenir la traction par des pressions extérieures sur la tête. Cette pression peut sans danger être forte et vigoureuse. »

Barnes (1869, loc. cit., p. 225), dit : « qu'on facilite beaucoup l'extraction, on économise beaucoup de forces en ayant un aide qui pousse sur le sommet à travers les parois abdominales. »

Le Dr Suchard, dans sa thèse (Paris 1872) sur l'expression utérine appliquée au fœtus, envisage la question à un

(1) Martin. Amtlicher Bericht der 40 ser. Versammlung deutscher Naturforscher und Aertze. Hanover, 1866, p. 320.

(2) Carl Braun. Lehrbuch der Geburtshülfe. Vienne, 1867, p. 813.

(3) Kristeller. Monatschrift für Geburts Runda, 19e vol., mai 1867. (Th. Suchard, p. 43 et suivantes.)

point de vue général. Nous avons trouvé dans son travail des indications bibliographiques qui nous ont été fort utiles et une observatiou empruntée à Cristeller dans laquelle l'expression fut employée sans succès dans un cas de léger rétrécissement du bassin.

Goodell, de Philadelphie (4 février 1875), conseille des pressions vigoureuses : « Dès que la tête repose par sa base sur le détroit supérieur, il porte le tronc de l'enfant en avant et en haut, l'applique sous la symphyse pubienne et tire directement en avant. Pendant ce temps un aide, appuyant avec les deux mains sur la tête qui est au-dessus du pubis, exerce sur elle une vigoureuse pression et la repousse en bas et en arrière. L'opérateur continue ses tractions et les augmente tout en portant le tronc en bas et en arrière vers le coccyx (1). »

Carl Ruge (1875), convaincu que c'est aux tractions qu'on doit attribuer presque toutes les lésions qu'il a décrites dans son mémoire, conseille, après avoir fléchi la tête, de livrer son expulsion à la nature, ou de l'aider par l'expression seule (2).

Dans les expériences faites par le Dr Budin et rapportées dans sa thèse (Paris 1876), deux fois l'expression fut employée avec beaucoup de succès par M. Tarnier qui assistait à ces expériences. La tête, que des tractions sur les membres inférieurs ne pouvaient entraîner dans l'excavation, passa sans grand effort lorsqu'à ces tractions on ajouta une pression au-dessus des pubis.

Le Dr Stewart, dans l'American Journal of Obstetrics, juin 1876, propose un procédé d'extraction qui contient une

(1) Goodell. Annales de gynécologie, 1875, t. IV, p. 383.

(2) Carl Ruge. Zeitschrift für Geburtshülfe und Frauenkrankheiten. Stuttgart, 1875.

application nouvelle de l'expression. Il s'en sert pour faire exécuter à la tête des mouvements alternatifs de flexion et d'extension qui la font progresser par un mécanisme analogue à celui qu'a recherché Goodell par son « mouvement de pompe, » mais se produisant suivant une direction diamétralement opposée. Voici comment il expose sa méthode :

« Lorsque la tête atteint le diamètre conjugué retréci, la traction sur le tronc et sur le cou amènera l'extension de la tête, les points saisis seront à peu près les extrémités du diamètre qui aboutit aux sutures pariéto-temporales.

« Pendant que l'opérateur tient solidement le tronc et tire fortement sur lui, l'assistant agissant de haut en bas détermine la flexion de la tête. C'est comme si on faisait descendre les points primitivement saisis suivant un arc de cercle dont le centre serait l'occiput, et, tant que ce mouvement continue, les points saisis pénètrent à travers le rétrécissement. Cette distance est représentée par une ligne qui, partant du point primitivement saisi, se dirige en haut et en arrière sur la tête de l'enfant.

« L'assistant maintient alors le front de l'enfant sur lequel il appuie, de façon à rendre le menton immobile. L'opérateur tire fortement en bas et l'assistant appuie aussi sur l'occiput afin de produire l'extension de la tête.

« Cela amènera alors les points saisis à se mouvoir dans un arc de cercle dont le menton est le centre. Le résultat sera de faire passer les points à travers le rétrécissement suivant une ligne se dirigeant sur la tête, en haut et en avant. De la sorte, en produisant successivement la flexion et l'extension de la tête et sans être obligé d'exercer une traction aussi énorme que celle qu'on a reprochée à cette méthode, la tête pourra franchir le rétrécissement. Sur un dessin schématique, ce résultat serait assez bien représenté par une ligne en zigzag dirigée d'abord en haut et en arrière, puis en haut et avant (1). »

Matthews Duncan (2), dans un mémoire déjà cité sur les tractions par le maxillaire inférieur dans les cas où la tête reste dernière, s'exprime ainsi : « A côté de la traction sur le maxillaire inférieur, il y a deux sources de puissances : 1° la traction sur les pieds ou autrement dit sur la colonne vertébrale, c'est la force principale ; 2° l'expression qui, étant donnée là force déployée par le bras de l'accoucheur peut être estimée de 14 à 18 kilogrammes, ou bien si le poids du corps de l'accoucheur vient s'y ajouter peut atteindre 45 kilogrammes. Les dangers qui peuvent résulter de la traction sur la colonne vertébrale et de l'expression peuvent être très-considérables. Les dangers de cette dernière méthode sont jusqu'ici peu connus. »

Pour terminer cette longue énumération, nous devons ajouter que quelques accoucheurs français se servent des pressions extérieures appliquées sur la tête dernière retenue au-dessus des pubis. Nous publions une observation prise par le Dr Budin dans le service de M. le professeur Depaul et dans laquelle on fit l'expression. M. Tarnier l'emploie dans son service, à la Maternité, depuis plusieurs années, et MM. Polaillon et Lucas-Championnière y ont eu recours également.

(1) Stewart. The comparative merits of cephalic and Podalic deliveries through pelvis narroowed in the conjugate diameter. American journal of obstetrics, juin 1876, p. 321.

(2) Matthews Duncan. The obstetrical journal, avril 1878.

§ III. *Lésions résultant de l'extraction de la tête. — Force employée.*

Les points qu'il faudrait éclaircir nous semblent être les suivants : Par les différentes méthodes que nous avons passées en revue, avec quelle force a-t-on fait franchir à la tête fœtale le rétrécissement ? Quelle était dans chaque cas la mesure du diamètre minimum du bassin et parallèlement quels étaient les diamètres de la tête fœtale, quel était le degré d'ossification des os du crâne ? D'autre part à quelle pression a-t-on produit des lésions? Quelles ont été ces lésions ?

Le nombre de celles qu'on a décrites est considérable. Nous avions en vue surtout les diverses variétés de fractures et d'enfoncements du crâne. Nous avons tâché de réunir les faits dans lesquels on a noté ces accidents en même temps que la force déployée, sans nous inquiéter de ceux qui ne contiennent que de vagues indications. Nous avons demandé à ceux qui ont fait des expériences avant nous sous quel effort de traction ils ont vu se produire les enfoncements et les fractures du crâne, la fracture ou la luxation du maxillaire inférieur, l'arrachement de la colonne vertébrale, afin de pouvoir comparer ensemble leurs résultats et les nôtres.

Pour répondre à toutes ces questions, nous avons trouvé peu de renseignements précis. Et comment en pourrait-il être autrement ?

Lorsqu'on opère dans un bassin retréci on connaît à peu près le degré de rétrécissement. On pourrait toujours mesurer les principaux diamètres de la tête qu'on a extraite, mais comment pendant un accouchement apprécier la force que l'on emploie.

Nous avouons qu'à l'amphithéâtre, malgré tous nos efforts, nous avons souvent été obligé d'y renoncer.

Quel terme de comparaison peut-on prendre pour juger le degré de souplesse, de réductibilité de la boîte crânienne? Et cependant si l'on ne mesure pas exactement la compression qu'on lui fait subir, comment arrivera-t-on à savoir jusqu'où l'on peut aller sans faire nécessairement périr l'enfant?

Nous savons grâce aux expériences de M. Duret que la compression brusque de l'encéphale produit des lésions graves, tandis qu'une compression plus forte, mais qui s'établit lentement, progressivement, peut n'entraîner aucun désordre. Donc toute secousse, tout mouvement brusque qui seraient transmis à la tête fœtale doivent être évités avec soin. Cette raison ajoutée à bien d'autres nous paraît devoir faire rejeter la manœuvre dite de Prague aussi bien que celle de Goodell.

La manœuvre de Prague compte actuellement peu de partisans même en Allemagne. Elle est cependant défendue par Otto de Haselberg (Berlin). Cet auteur, dans un long mémoire sur le mécanisme de l'accouchement dans les bassins rétrécis, dit qu'il est absurde de : « vouloir avoir recours à la méthode de Smellie avant que la tête ait franchi le détroit supérieur (1). »

Les auteurs anciens mentionnent presque toutes les lésions qu'on a étudiées après eux : les enfoncements, les fractures des os du crâne, la disjonction de la colonne vertébrale, la décapitation, les fractures et les luxations du maxillaire inférieur; mais il faut arriver au mémoire de Simpson et aux discussions qu'il a soulevées pour trouver des observations contenant des détails.

(1) Otto de Haselberg. Trad. dans les Annales de tocologie, 1874, p. 435.

A. *Lésions de la tête.* — Simpson (p. 400, trad. du Dr Chantreuil) dit que le cou de l'enfant, si celui-ci est vivant ou seulement mort depuis peu, est assez fort pour nous permettre d'exercer sur la tête un degré de traction tel que les côtés du crâne puissent être considérablement comprimés ou même enfoncés sous son action, et il ajoute qu'une telle lésion n'est pas incompatible avec la vie de l'enfant.

Il raconte plus loin (p. 401) que dans un bassin dont le diamètre conjugué, au détroit supérieur, avait moins de 75 millimètres, il put extraire par la version un enfant à terme. La tête prit une forme aplatie et comprimée, mais sans aucune dépression, ni enfoncement.

Denman (1) croit que la tête peut être réduite d'un tiers au-dessous de son volume primitif sans qu'il y ait mort ou même lésion de l'enfant par compression, mais c'est une simple supposition.

Ramsbotham (2) admet que la tête d'un enfant à terme peut être réduite suivant son diamètre bi-pariétal d'un septième de sa valeur ou de 13 millimètres, sans mettre la vie de l'enfant en danger.

Dans sa thèse où l'on trouve tant de renseignements précieux, M. le professeur Pajot (3) constate qu'on observe surtout des dépressions des os du crâne après un travail prolongé, et il les attribue à l'action des contractions utérines plus qu'aux manœuvres qui ont terminé l'accouchement.

Danyau (4) admet que les enfoncements se compliquent

(1) Denman. Introduct. the fracture of Midvvifery, 1816, p. 352.

(2) Ramsbotham. Obstetric medicine and surgery, p. 25.

(3) Pajot. Thèse de concours d'agrégat., 1853.

(4) Danyau. Des fractures des os du crâne du fœtus. Journal de chirurgie, 1843, p. 40.

très-généralement de fractures. Le professeur Pajot est, au contraire, convaincu « que des faits avec autopsie démontreront un jour, sans réplique, que les os du crâne, chez le fœtus, peuvent être déprimés assez fortement sans être nécessairement fracturés. » (Pajot, *loc. cit.*, p. 70.)

Les fractures des os du crâne observées dans l'extraction par le siége sont aussi étudiées par ce savant maître ; il montre quel est leur siége, comment elles se produisent : « Sur 100 cas de dépression crânienne avec fracture, il y en aurait certainement plus de 90 dont la cause serait la projection de l'angle sacro-vertébral. » (*Loc. cit.*, p. 77.)

Déjà Chaussier (1) en 1807 en avait donné une description tracée de main de maître; leur mode de production, leur bénignité relative se trouvent exposés dans le passage suivant : « Parfois lorsque l'angle sacro-vertébral est trop saillant en devant, on trouve à la portion d'os qui appuyait sur cette saillie un enfoncement ou dépression plus ou moins grande, à laquelle on remarque souvent plusieurs petites fêlures linéaires en étoile, qui partent du centre de la dépression et sont bornées à la surface interne de l'os. D'autres fois l'os est fracturé dans toute son épaisseur, et ses fragments sont plus ou moins écartés ou enfoncés sur le cerveau. Le plus ordinairement l'enfant meurt dans l'acte de l'accouchement ou peu de temps après sa naissance. Cependant ces lésions qui sont toujours mortelles pour un adulte n'ont pas toujours des suites aussi fâcheuses pour un enfant naissant, parce qu'à cet âge le cerveau n'a ni la consistance, ni l'action ou l'usage qu'il doit avoir par la suite; elles se guérissent même spontanément et facilement si l'enfant est vigoureux. »

« Le peu de gravité des dépressions du crâne fœtal, dit le

(1) Chaussier. Recueil des mémoires, etc., sur divers objets de médecine légale. Paris, 1824, p. 436.

Dr Blot, n'est peut-être pas suffisamment connu. Le mémoire de Simpson en fournit de nombreux exemples auxquels tous les accoucheurs expérimentés pourraient en ajouter d'autres. MM. Danyau et Depaul en ont fait connaître de très-remarquables (1). »

Schröder décrit le premier des empreintes en forme de gouttières, de cuiller, au fond desquelles on trouve souvent un trait de fracture. Cette sorte d'enfoncement a pour siége le pariétal et le frontal qui répondaient à l'angle sacro-vertébral. De plus on rencontre souvent dans ces cas des fissures à la périphérie de l'os.

Ces lésions sont très-graves, suivant cet auteur, mais elles n'entraînent la mort que dans la moitié des cas.

Sur 65 cas de ce genre recueillis dans les auteurs, 22 enfants (34 0/0) naquirent morts ou mourants, 10 (15,4 0/0) vécurent, et leur santé à part quelques exceptions ne paraissait pas compromise.

Jacquemier (2) dans son Traité d'obstétrique, puis Carl Ruge dans son Mémoire, signalent le décollement des épiphyses de l'occipital.

D'après Carl Ruge, cette lésion qui pourrait entraîner une « attrition » complète de la moelle se complique ordinairement d'une hémorrhagie abondante. Il l'a rencontrée à un degré variable 8 fois sur 64 accouchements spontanés ou artificiels par l'extrémité pelvienne. Nous ne l'avons pas recherchée avec assez de soin pour affirmer que nous ne l'ayons jamais produite dans nos expériences.

En Allemagne, on appelle luxation de Schröder cette disjonction entre la portion écailleuse et la portion basilaire de l'occipital. Elle avait été déjà très-bien décrite par Jac-

(1) Blot. Archives générales de médecine, juillet 1863, p. 19.
(2) Jacquemier. Traité d'obstétrique, t. II, p. 772.

quemier dans le passage suivant : « J'ai vu une autre fois la déchirure de la ligne fibro-cartilagineuse qui unit la partie large de l'os aux masses condyliennes, chez des enfants amenés au dehors par l'extrémité pelvienne ; mais dans ces cas des tractions avaient été exercées pour dégager la tête (1). »

Carl Ruge, Schröder et, bien avant eux, Jacquemier et Danyau ont signalé la séparation de la suture qui unit le temporal au pariétal, et Danyau, dans une observation qu'on retrouve dans la thèse du professeur Pajot, mentionne un décollement étendu de la dure-mère et aussi un aplatissement du pariétal. Michaelis décrit aussi des décollements de la dure-mère.

Nous laissons de côté les hémorrhagies méningées que nous ne pouvions rencontrer dans nos expériences. Nous les croyons fréquentes dans l'extraction par le siége à travers les bassins rétrécis, et nous sommes convaincu que souvent elles sont la principale cause de la mort du fœtus. La plupart des auteurs qui les ont étudiées récemment sont plus optimistes. Schröder, par exemple, pense que « lorsque les hémorrhagies méningées qui se produisent à la surface du cerveau ne sont pas trop considérables, elles sont la plupart du temps bien supportées, et qu'elles ne sont absolument dangereuses que lorsqu'elles ont leur siége à la base du crâne. » (*Loc. cit.*, p. 506.)

Les seuls auteurs qui aient mesuré la quantité de forces employée pour faire franchir à la tête un détroit supérieur dont ils indiquent les diamètres sont le Dr Budin et Goodell; encore ce dernier donne-t-il des chiffres évidemment approximatifs et pris sans mode de mensuration déterminé.

(1) Jacquemier. Manuel des accouchements, t. II, p. 772.

Champetier.

Goodell (1) s'est servi de tractions sur le tronc du fœtus combinées avec des pressions faites sur l'abdomen de la mère. Voici le résumé de ses observations : nous laissons de côté tout ce qui n'a pas trait à l'extraction de la tête.

Observation III. — Diamètre conjugué un peu plus de 7 1/2. Version. Enfant vivant pesant 3,507 grammes.

Enfoncement profond sur le côté droit de la tête.

Observation IV. — Diamètre conjugué 8 3/4. Version. Enfant vivant du poids de 2,657 grammes. Porte sur la tempe une légère dépression. Tractions sur le cou. Pressions sur l'abdomen.

Observation V. — Diamètre conjugué 8 1/2. Version. Enfant vivant du poids de 3,451 grammes. Dépression profonde sur le frontal et au-dessus de l'oreille. Fortes tractions et pression sur l'abdomen.

Dans un accouchement suivant, même méthode, enfant vivant du poids de 3,110 grammes. Même dépression sur la tête.

Observation VII. — Diamètre conjugué 7 1/4. Deux arêtes tranchantes font saillie dans l'excavation le long des bords de la symphyse pubienne. Version. Pression sur la tête avec une force d'environ 22 kilog. 500. Tractions sur le tronc avec une force d'environ 54 kilog. 500. Le cou ne se déchire pas.

Enfant mort du poids de 3,050 grammes.

Le côté de la tête qui correspondait aux pubis porte un sillon profond.

(1) William Goodell. American journal of obstetrics, août 1875.

Le côté qui appuyait sur le promontoire porte une dépression avec fracture du pariétal et du frontal.

Le diamètre bitemporal au niveau de la fracture mesure 6 1/4.

La mère guérit.

Observation VIII. — Diamètre conjugué plus de 7 1/2 et moins de 8 3/4.

Version. Pression sur la tête 41 kilogr.

Tractions sur le tronc 50 kilogr. Enfant vivant du poids de 2,433 grammes.

Observation IX. — Diamètre conjugué plus de 7 centimètres.

Version. Enfant vivant 3,792 grammes.

Le frontal et le pariétal gauche aplatis portent une dépression en forme de creux de cuiller.

Il y a probablement une fracture.

L'enfant continue à vivre.

Observation X. — Diamètre conjugué 8 3/4, mais le bassin est généralement rétréci.

Version. Rupture de la colonne vertébrale, ouverture du crâne, la matière cérébrale s'échappe.

Goodell fait remarquer qu'un certain nombre d'enfants sont nés vivants, bien que des tractions très-puissantes aient été exercées.

En somme, il a extrait par les tractions sur le tronc combinées avec l'expression, 2 enfants vivants : l'un (observ. IX) d'un bassin de 7, et l'autre (observ. III) d'un bassin de 7 1/2. Ces deux enfants étaient à terme et volumineux.

Dans l'observation VII il emploie une force de 77 kilos. Il fait passer dans un bassin de 7 1/4 un enfant très-gros, mais mort-né.

Dans ces trois cas il y avait un enfoncement profond des os du crâne.

Dans les observations IV, V et VIII, avec 3 bassins qui mesurent de 8 à 8 3/4, il obtient 4 enfants à terme, dont 2 volumineux, tous vivants. Il emploie chaque fois une grande force et la tête est plus ou moins enfoncée. Dans l'observation VIII la somme des forces est supérieure à 90 kilogrammes.

Ces chiffres, nous le répétons, paraissent très-approximatifs.

Nous croyons qu'on peut arriver à des résultats aussi bons avec une dépense de forces incomparablement moindre.

Dans la thèse du Dr Budin, nous trouvons des documents extrêmement intéressants. Ses expériences ont été faites dans un bassin artificiel dont nous donnerons la description plus tard ; c'est celui qui nous a servi à nous-même dans un grand nombre de cas.

L'auteur a divisé ses expériences en deux séries, suivant que les enfants qu'il a employés étaient à terme ou avant terme. Les dimensions du bassin et les diamètres de la tête fœtale sont notés chaque fois.

Dans la première série, celle où les enfants étaient à terme, toujours le diamètre bipariétal mesurait au moins 90 millimètres.

Nous ne nous occupons, bien entendu, que des cas où les enfants ont été extraits par les pieds ; le tronc et les épaules étant dégagés, la tête seule restait. La traction était exercée sur les membres inférieurs à l'aide de mouffles, dans la direction de l'axe du détroit supérieur. Deux fois seulement l'expression vint apporter aux tractions un concours très-efficace. Une fois la flexion artificielle eut pour résultat de décrocher les apophyses malaires arrêtées au-dessus des pubis et de faire descendre avec une force de 26 kilog., 500 grammes la tête qui, défléchie, ne passa qu'à 35 kilogrammes. Voici d'ailleurs les résultats.

Nous avons classé les expériences d'après le degré de rétrécissement du bassin, le diamètre bi-pariétal de la tête fœtale étant toujours de 90 à 93 millimètres, excepté dans un cas où il atteignait 99 millim.

Bassin de 6 centimètres 1/2. — Une seule expérience. Traction de 20 kilogrammes. Pas d'engagement. On y ajoute une pression modérée sur la tête ; cette dernière passe.

Bassin de 7 centimètres. — Deux expériences. Une fois on s'arrête après une traction de 24 kilogrammes, la tête n'ayant pas passé.

Dans l'autre cas elle passe avec un enfoncement par une traction de 25 kilogrammes.

Bassin de 7 centimètres et demi. — Sept expériences. Une fois on s'arrête après une traction de 22 kilogrammes, la tête n'ayant pas passé. Une autre fois elle n'a pas passé à 28 kilogrammes ; on ajoute aux tractions une pression au-dessus du pubis : elle passe. Une fois à 28 kilogrammes, elle ne passe pas, on la fléchit; elle passe à 25 kilogrammes.

Dans un cas elle a passé fléchie à 26 kilog. 500 grammes; on la défléchit, les apophyses malaires s'accrochent au-dessus du pubis : elle ne passe plus qu'à 35 kilogrammes.

Enfin, 3 fois, elle se fléchit spontanément et passe à 12, 18 et 22 kilogrammes. Dans l'observation IX on emploie 18 kilogrammes, la tète est très-souple, il n'y a pas d'enfoncement. Dans les deux autres cas, large enfoncement.

Bassin de 8 *centimètres.* — Six expériences. 4 fois la tête passe avec une force de 7, 8, 11, 14 kilogrammes.

Dans le cas où l'on emploie 8 kilogrammes, enfoncement léger.

Dans les autres rien.

Restent deux expériences : une fois le bi-pariétal mesurant 99 millimètres, on s'arrête à 27 kilog. 500 grammes, sans que la tête soit descendue. Dans le dernier cas le bi-pariétal mesure 93 millimètres, la tête est très-résistante, elle ne passe qu'à 27 kilog. 500 grammes avec un enfoncement.

Dans tous ces cas la force de traction employée reste bien au-dessous des chiffres de Goodell. On voit bien nettement l'influence de la flexion.

Là, dans tous les cas, la puissance a éte mesurée au dynamomètre.

Dans les expériences de la seconde série, les fœtus étaient avant terme. Le Dr Budin a employé seulement des tractions sur les membres inférieurs. Voici en résumé ce qu'il a observé dans les cas où il a fait la version.

Bassin de 4 *centimètres et demi.* — Une expérience.

Fœtus de 7 mois. Bipariétal 82 millimètres. Traction 7 kilogrammes.

Bassin de 5 *centimètres.* — Une expérience.

Fœtus de 7 mois. Bipariétal 72,5. Traction 5 kilogrammes.

Bassin de 5 *centimètres et demi.* — Trois expériences.

1° Fœtus de 7 mois. Bipariétal 84. Emploi d'une certaine force. Aucune lésion du crâne.

2° Fœtus de 7 mois et quelques jours. Bipariétal 82. Traction 14 kilogrammes.

3° Fœtus de 7 mois. Bipariétal 74. Traction 7 kilogrammes.

Bassin de 6 *centimètres.* — Deux expériences.

1° Fœtus de 7 mois et quelques jours. Bipariétal 82. Traction 9 kilogrammes.

2° Bipariétal 77. Traction 12 kilog. 500 grammes. Léger enfoncement.

Bassin de 6 *centimètres et demi.* — Deux expériences :

1° Fœtus de 8 mois et quelques jours. Bipariétal 87. Tractions 12 kilog. 500 grammes. Dépression.

2° Bipariétal 77. Tractions 9 kilog. 500 grammes. Enfoncement léger.

Bassin de 7 *centimètres.* — Une expérience.

Fœtus de 8 mois et quelques jours. Bipariétal 87. Traction 10 kilog. 250 grammes.

Si l'on compare les résultats de cette série à ceux de la première, n'est-on pas frappé de la petite quantité de force qui a été nécessaire ?

En dehors des dimensions moindres du diamètre bipariétal de la tête avant terme, deux causes surtout nous paraissent faciliter son passage.

D'une part sa souplesse plus grande, admise de tout temps.

D'autre part la moins grande étendue de ses dimensions antéro-postérieures.

Lorsque la tête est bien fléchie, dès le début de la descente, la tige sous-occipito-bregmatique tend à devenir parallèle à la fois au plan du détroit supérieur et au diamètre transverse de ce détroit. Un plan passant par les deux extrémités du diamètre bitemporal et perpendiculaire à la tige sous-occipito-bregmatique divisera celle-ci en deux portions : une antérieure, une postérieure. Quand cette portion postérieure aura une longueur moindre que la moitié du diamètre transverse, le diamètre bitemporal de la tête pourra se mettre en rapport avec le diamètre promonto-pubien du bassin. Le Dr Budin a, le premier, insisté sur ce point.

En résumé, des têtes de fœtus avant terme de 7 mois à 8 mois et demi dont le diamètre bipariétal mesurait de 7 1/2 à 8 centimètres 1/2 ont traversé des bassins dont le diamètre minimum a varié de 4 1|2 à 7 centimètres sous l'influence de tractions qui n'ont pas dépassé 14 kilogrammes et qui, en moyenne, restèrent au-dessous de 10 kilogrammes.

B. *Lésions du maxillaire inférieur.*

Laissons de côté les lésions intéressantes signalées par Carl Ruge et par Ducourneau et qui atteignent les parties molles de la bouche. Les luxations et les fractures du maxillaire inférieur ont préoccupé tous ceux qui ont conseillé dans l'extraction de la tête de prendre un point d'appui sur cet os. Mauriceau, Peu, de Deventer, Mme Lachapelle, Jacquemier décrivent ces lésions et admettent que les fractures peuvent siéger soit sur le corps de l'os, soit au niveau même de la symphyse. Mme Lachapelle, Dubois, Pajot rapportent des observations dans lesquelles cet accident s'est produit, mais en général on avait à extraire un enfant mort et par conséquent on avait pu ne pas garder de ménagements.

Carl Ruge en dépouillant 64 observations a trouvé une

fracture du corps du maxillaire, une séparation du corps de la symphyse et une luxation.

Dans ces trois cas, il y avait en même temps déchirure des parties molles, et le foyer de la fracture ou de la luxation communiquait avec l'extérieur.

D'après Ducourrneau, la luxation serait plus fréquente que la fracture.

D'après Carl Ruge, au contraire, cette lésion constatée surtout par Rokitanski serait très-rare.

Mais quelle résistance le maxillaire inférieur oppose-t-il aux tractions? Quelle force peut-on employer sans crainte de produire de graves lésions ? Tous les auteurs sont d'accord pour admettre qu'avant terme l'os résiste moins bien ; tous aussi conseillent dans tous les cas de ne pas exercer de tractions brusques. Mais un seul, Matthews Duncan, donne des chiffres.

Dans un Mémoire publié en avril 1878, il décrit : « Certaines expériences faites avec un fœtus suspendu dans un bassin de bois, des poids étaient ajoutés d'une façon graduelle et suspendus au maxillaire inférieur. »

Voici la relation de ces expériences et les conclusions de Matthews Duncan :

« *Expérience I.*—Les poids atteignent 12 kil. 700 gr. sans qu'aucune lésion fût produite; mais à ce moment on entendit un craquement.

Expérience II.—On ajoute des poids jusqu'à 25 kil. 400 gr. sans qu'il en résulte de lésions apparentes. A l'autopsie, on ne trouve pas de lésion.

Expérience III. — Au poids de 26 kil 300 gr. on entend de petits craquements. On trouve une séparation de la symphyse et pas d'autre lésion.

Expérience IV. — Une large plaie se produit lorsqu'on atteint le poids de 25 kil. 400 gr., sur le côté de la bouche, au-dessus de l'articulation du maxillaire. On trouve une luxation avec un grand délabrement des parties molles.

Ces expériences furent suffisantes pour montrer qu'on pouvait employer de cette manière une force plus grande qu'on ne le suppose généralement. Probablement en conséquence, on peut sans déterminer de lésions employer une force plus grande qu'on ne le pensait, même dans le cas où le fœtus est vivant. On ne peut pas fixer exactement les limites, mais cette force n'est probablement pas beaucoup au-dessous de 22 kil. 680 gr.

Il y a beaucoup de différence entre les tractions faites avec soin et dans un bon sens et les autres. Une luxation compliquée du maxillaire serait presque certainement fatale pour l'enfant.

Toute la force dont on peut disposer peut être certainement mise en usage dans les cas où les enfants sont morts, ou bien dans les cas où les enfants sont d'une manière certaine condamnés à mourir, ou enfin dans les cas où la tête a été laissée dans la cavité utérine (1). »

Nous regrettons que Matthews Duncan ne donne pas de renseignements sur les fœtus dont il s'est servi pour les expériences. Mais il nous paraît évident qu'il s'agit de fœtus à terme. Donc, d'après cet auteur, on peut sans crainte de briser ou de luxer la mâchoire inférieure, exercer sur la bouche d'un enfant à terme une traction de 45 livres.

(1) Matthews Duncan. Traction by the lower Jaw in Head-last cases. The obstetrical journal, avril 1878.

C. *Colonne vertébrale.*

Il résulte d'un grand nombre d'expériences faite par Baudelocque, Pétrequin, Delore, Joulin, Pajot, Matthews Duncan, Goodell, Budin, que si l'on exerce des tractions sur le tronc du fœtus, c'est la région cervicale qui cède la première.

Les lésions qu'on observe dans cette région sont remarquablement exposées dans la thèse de M. le professeur Pajot, dans le mémoire de Carl Ruge, et très-bien résumées dans la thèse de M. Ducourneau.

Ce sont d'une part des lésions de toutes sortes des parties molles, ruptures de fibres musculaires, épanchements sanguins dans le tissu cellulaire et dans les muscles, etc. D'autre part des lésions du squelette et des articulations vertébrales.

D'après les anciens auteurs, les luxations des vertèbres seraient fréquentes. Jacquemier, au contraire, les considère comme rares. Carl Ruge n'a jamais observé ni luxation des vertèbres, ni rupture des disques ligamenteux. En revanche, il a rencontré 8 fois sur 64 cas des ruptures de la colonne vertébrale. D'après lui, en général, ces ruptures se limitent au corps de la vertèbre et le corps d'une seule vertèbre serait fracturé.

Cependant, dans la plupart des observations, comme le fait remarquer Ducourneau, il est dit que la séparation a eu lieu entre deux vertèbres. Cet auteur ajoute qu'il ne croit pas la déchirure isolée du ligament vertébral antérieur aussi rare que Carl Ruge le prétend : « Et il est tenté d'admettre que le premier craquement qui se fait entendre, à un moment donné, lorsqu'on tire sur le tronc d'un enfant dont la tête est fixée, ne provient que de la déchirure du ligament (1). »

La plupart du temps la moelle est plus ou moins comprimée, tiraillée, quelquefois elle se rompt. Dans les cas de décollation, elle ne se déchire pas toujours au même niveau que les vertèbres. Les troubles fonctionnels qui résultent de ces lésions anatomiques sont faciles à comprendre.

Mais quelle est la force nécessaire pour entraîner chez un fœtus à terme la rupture de la colonne vertébrale? Et par suite, quel est le degré de tractions qu'on ne doit pas dépasser sans crainte de compromettre la vie de l'enfant?

Baudelocque et Pétrequin ont admis que le cou d'un enfant faible ne cède qu'à 80 kilog., et celui d'un enfant robuste à 130 kilog.

Joulin a fait trois expériences pour voir, tous les tissus mous ayant été enlevés avec soin, quelle est la force nécessaire pour amener la séparation des vertèbres.

Il a trouvé 39 kil., 41 kil., 62 kil.; en moyenne, 47 kil.

Le professeur Pajot a fait deux expériences dans le même but : il pend le fœtus au moyen d'une cravate faite avec des bandes de toile : il suspend des poids à une seconde cravate, semblable à la première et fixée à la base du cou.

Dans la première expérience, les tractions ont pu atteindre 60 kil. sans amener aucune lésion.

Dans la deuxième expérience, le cou résista pendant quelques minutes à un poids de 78 kil., puis des craquements se firent entendre, les parties cédèrent et la tête se trouva séparée du tronc.

La disjonction avait eu lieu entre les quatrième et cinquième vertèbres cervicales.

(1) Ducourneau. Th., p. 56.

Matthews Duncan, dans un mémoire intitulé : *Sur la résistance à l'extension de la tête du fœtus à terme*, rapporte cinq expériences : « J'ai pris, dit Duncan (1), un enfant mort-né, et après avoir fait passer son corps à travers une ouverture pratiquée dans une planche de bois dur, ouverture représentant le détroit supérieur d'un bassin rétréci, ou bien encore après avoir fixé sa tête entre deux barres parallèles passant au-dessous de son diamètre bipariétal, j'attachai au-dessus du cou-de-pied un appareil consistant essentiellement en un crochet auquel je suspendais des poids dont j'augmentais graduellement le nombre jusqu'à produire l'arrachement du corps de l'enfant.

« La force nécessaire pour arriver à ce résultat fut :

« 53 kil. 513 dans la 1re expérience.
63 kil. 963 dans la 2e —
61 kil. 576 dans la 3e —
41 kil. 268 dans la 4e —
73 kil. 920 dans la 5e —

« Ou une moyenne d'environ 54 kil. 500 gr. »

Matthews Duncan fait de plus remarquer que les vertèbres se séparent l'une de l'autre avant que la totalité du cou ne cède et que la décapitation ne soit effectuée. « Tandis que la colonne vertébrale cédait alors que la force était d'environ 47 kil. 500 gr., il fallait ajouter environ 6 kil. 500 gr. constituant un total de 54 kil. pour amener la décapitation. » (*Loc. cit.*, p. 146.)

Goodell, dans les observations que nous avons résumées, dit avoir pu exercer une traction de 54 kilos 360 gr. (obs. VII) et de 49 kilos 830 gr. (obs. VIII), sur le cou d'enfants,

(1) Matthews Duncan. Sur le mécanisme de l'accouchement. Trad. du Dr Budin. Paris, 1876, p. 139.

le premier à terme, le second un peu avant terme, sans rompre la colonne vertérale. Le deuxième enfant vécut.

Dans les expériences rapportées par M. le Dr Budin nous voyons que la colonne cervicale a cédé sous un effort beaucoup moins grand. Sur dix fœtus à terme, trois ont supporté des tractions sur le cou de 22, 25 et 27 kilog. 1/2, sans dommage. Les sept autres, sous l'influence de tractions qui varient entre 22 et 28 kilog., présentent des lésions diverses.

Une fois l'auteur note seulement un craquement à 25 kil., à 28 kil. rien de plus.

Dans les six autres cas, le cou a cédé, il y a eu séparation entre deux vertèbres, la traction ayant été en moyenne de 24 kilog. 1/2.

Dans l'expérience I, lorsque la traction atteint 35 kil., l y a arrachement partiel du cou.

Voilà bien des appréciations différentes, et les chiffres de Budin sont précisément moitié moindres que ceux de Joulin, de Matthews Duncan, de Goodell. Cela tient sans doute aux conditions dans lesquelles il a expérimenté.

CHAPITRE II.

Avant de donner la relation des expériences que nous avons faites, nous devons dire dans quelles conditions nous nous sommes placé.

Quatre bassins nous ont servi : deux sont à peu près pareils et sont désignés sous les noms de bassin de bronze et bassin de fonte. Le premier appartient à la Maternité ;

il a été construit par M. Collin, sous la direction de M. le Dr Tarnier : c'est celui que M. Budin a pris pour faire les expériences consignées dans sa thèse (1). Coulé sur un bassin naturel normal, il possède un sacrum mobile qui permet de rétrécir à volonté les dimensions antéro-postérieures du détroit supérieur ; le promontoire s'avance en décrivant un arc de cercle dont le centre est le sommet du sacrum.

Le deuxième nous a été prêté par la maison Mathieu ; coulé en fonte sur un bassin naturel normal, il peut également, grâce à un sacrum mobile surajouté, simuler tous les rétrécissements antéro-postérieurs du détroit supérieur. Il diffère du premier bassin par la hauteur moindre du sacrum mobile.

On trouve dans les planches I et II la projection sur un plan horizontal de l'orifice du détroit supérieur de ces deux bassins avec la position que prend le sacrum mobile suivant que le diamètre sacro-pubien est plus ou moins réduit dans sa longueur.

Les deux autres bassins employés sont des bassins naturels.

Le premier, dont le diamètre sacro-pubien utile mesure 67 millimètres, nous a servi un grand nombre de fois.

Afin d'empêcher toute disjonction entre ses différentes parties, nous les avons réunies entre elles par des tubes de caoutchouc qui lui constituent une ceinture élastique. Jamais la force employée dans le cours des expériences n'a été suffisante pour changer en quoi que ce soit les dimensions que nous allons donner.

(1) Voir pour l'historique de ce bassin la thèse du Dr Budin, p. 90. Le médecin italien dont il est parlé et qui, en 1860, faisait des expériences à l'Ecole pratique de Paris, est le Dr Fabri, de Bologne.

Diamètre :	Promonto-sus-pubien,	71 millim.
	Promonto-pubien minimum,	67
	Promonto-sous-pubien,	85
	Oblique gauche,	121
	Oblique droit,	119.5
Diamètre :	Transverse,	130
	Coccy-pubien,	88
Hauteur de la symphyse pubienne,		40
Distance qui sépare le promontoire de la pointe du coccyx,		105

La planche III donne le contour du détroit supérieur. Quant au quatrième bassin dont il nous reste à parler, il n'a servi que dans les deux expériences 18 et 19 de la 2e série. Ces deux expériences ont été faites dans ce bassin encore revêtu de ses parties molles et présentant les dimensions suivantes :

Diamètre :	Promonto-sus-pubien,	80 millim.
	Promonto-pubien minimum,	77
	Promonto-sous-pubien,	95
	Oblique gauche,	123
	Oblique droit,	124
	Transverse,	130
	Coccy-pubien,	88
Hauteur de la symphyse pubienne,		40
Distance qui sépare le promontoire de la pointe du coccyx,		105

La planche IV donne le contour du détroit supérieur de ce bassin.

Pour prendre ces figures, nous nous sommes servi de

lames flexibles faites d'un alliage de plomb et d'étain (1) passé au laminoir. Elles se moulaient parfaitement sur les contours du bassin, et nous n'avons eu chaque fois qu'à les transporter sur du papier où nous avions fixé à l'avance quelques points de repère de façon à conserver aux différentes parties leurs rapports exacts.

Les fœtus auxquels nous avons fait traverser ces bassins devraient être rangés en deux groupes : ceux de la Maternité, sur lesquels nous avions tous les renseignements désirables ; ceux de l'École pratique, pour lesquels au contraire nous étions réduit à accepter une indication assez vague du terme auquel ils étaient arrivés.

Nous avons comblé cette lacune du mieux que nous avons pu, en appréciant aussi exactement que possible pour chacun d'eux le degré de réductibilité de la voûte du crâne Nous avons toujours mesuré avec soin les principaux diamètres de la tête fœtale, le poids et la longueur du corps.

Nous avons presque toujours aussi pris la précaution de plonger ces fœtus pendant une demi-heure ou une heure dans un bain tiède et, chaque fois que nous l'avons fait, nous l'avons noté dans la relation de l'expérience.

De plus, la tête fœtale et les parois du bassin étaient chaque fois enduites d'un corps gras qui facilitait les glissements.

Le même fœtus n'a servi pour plusieurs expériences que lorsque, dans son passage précédent au travers du bassin, il n'avait pas subi de déformation.

La manière dont les tractions ont été faites est indiquée chaque fois.

Lorsque, dans une expérience, nous avions surtout en vue d'étudier le mécanisme de la descente de la tête, nous

(1) Voyez la thèse de Pinard, 1874.

tirions avec les deux mains que nous plaçions de la façon qui nous paraissait la plus utile. Quant nous cherchions à mesurer la force que nous dépensions, nous plaçions en général autour du cou du fœtus un large ruban formant cravate ; puis, à l'aide d'un crochet, nous adaptions à cette cravate soit en avant du cou, soit au niveau de la nuque, un lien sur le trajet duquel était fixé un dynamomètre à maxima que nous surveillions pendant toute la durée de l'expérience. Les tractions étaient exercées avec la main sur le cou par l'intermédiaire de ce lien. C'est de cette façon que nous avons mesuré la force qui, dans nos expériences, est qualifiée de tractions sur le cou.

Pour mesurer la force avec laquelle nous tirions sur le maxillaire, nous avons, dans un certain nombre de cas, employé un procédé analogue.

Par une incision curviligne faite dans la région sus-hyoïdienne immédiatement en arrière du corps du maxillaire, nous faisions passer un ruban de 2 centimètres de large, et nous le faisions ressortir en avant par la bouche. Nous avions ainsi une anse qui se trouvait à cheval sur le maxillaire. Nous pouvions alors faire une boucle sur laquelle il nous était facile de tirer avec un lien sur le trajet duquel était adapté un dynamomètre. En opérant ainsi, soit que nous ayons pris nos points d'appui directement sur le fœtus, soit que nous ayons tiré par l'intermédiaire de liens, nous pensons nous être toujours rapproché des conditions dans lesquelles se trouve l'accoucheur, autant qu'on peut le faire sur des bassins dépourvus de parties molles.

Toutes les fois que les tractions n'ont pas été mesurées, nous pouvons affirmer au moins que leur somme n'a pas excédé 35 à 40 kilogr., car c'est tout ce que nous pouvons déployer de force en nous mettant dans les conditions où nous avons expérimenté, c'est-à-dire en faisant des tractions progressives et jamais d'efforts brusques.

Pour simuler l'expression utérine, nous avons employé d'abord des sacs remplis de plomb de chasse pesant 10 et 20 kilogr., mais nous nous sommes bien vite convaincu que les conclusions auxquelles on arrive en opérant ainsi sont peu exactes. Le sac de plomb placé sur la tête fœtale presse sur elle suivant la verticale, c'est-à-dire dans une direction qui s'éloigne assez de l'axe du détroit supérieur pour qu'il y ait une décomposition de force considérable. De plus, pour que l'expression ait toute son efficacité, il ne suffit pas, croyons-nous, que la direction qu'on donne aux pressions soit bonne ; il faut encore qu'elles soient appliquées sur une région limitée, ce que nous ne pouvions obtenir avec des sacs de plomb. Nous avons été réduit à faire l'expression avec les mains, et par suite nous avons dû renoncer à mesurer exactement la force déployée dans cette manœuvre.

Nous avons rangé nos expériences dans deux séries suivant que les fœtus qui servaient étaient à terme ou avant terme. Cette distinction nous a semblé utile ; entre deux fœtus réputés du même âge il y a, en effet, des différences bien grandes dans l'état d'ossification et par suite dans le degré de réductibilité du crâne. Mais, en général, à volume égal, une tête de fœtus avant terme est extraite beaucoup plus facilement qu'une tête de fœtus à terme, et de plus nous avons trouvé dans le mécanisme certaines modifications qui tiennent essentiellement aux petites dimensions de cette partie fœtale et qui nous ont engagé à conserver cette division.

EXPÉRIENCES

Première série.

FŒTUS AVANT TERME

Expérience I.

(Ecole pratique.)

7 *décembre*. Fœtus né au terme de 7 *mois*, ayant vécu un jour. Longueur, 0,36 centimètres.

Poids : 1,760 grammes.

Tête très-souple.

Bipariétal	72	millimètres.
Bitemporal	60	—
Occipito-mentonnier	95	—
Occipito-frontal	86	—
Sous-occipito-bregmatique	80	—

1° *Bassin naturel — Diamètre sacro-pubien*, 67 *millimètres.* — La tête dernière que nous laissons tomber sur le détroit supérieur se fléchit assez fortement et passe sans que nous exercions aucune traction. Elle présente exactement le diamètre bitemporal au diamètre sacro-pubien et se loge dans la moitié du bassin qui contient l'occiput.

2° *Bassin de fonte.— Diamètre sacro-pubien de* 60 *millimètres.* — La tête passe sans aucune difficulté ; il suffit de la fléchir avec un doigt dans la bouche et de tirer doucement en bas et en arrière. *L'occiput tourne en arrière.*

EXPÉRIENCE II.

(Ecole pratique.)

26 *novembre.* Fœtus né au terme de 8 *mois*, a vécu quatre jours, est mort depuis 48 heures.

Poids : 1,800 grammes.

Longueur : 0,42 centimètres.

La tête est bien ossifiée, mais souple et réductible.

Bipariétal....................	73	millimètres.
Bitemporal....................	62	—
Occipito-mentonnier...........	100	—
Occipito-frontal..............	94	—
Sous-occipito-bregmatique......	79	—

1° *Bassin de fonte.* — *Diamètre sacro-pubien*, 70 *millimètres.* — La tête se présentant dernière passe entraînée par le poids du fœtus.

2° Nous rétrécissons le bassin : *diamètre sacro-pubien*, 60 *millimetres.* — Une traction de 5 *kilos* sur le maxillaire inférieur, au moyen d'un lien, fait descendre la tête dans l'excavation.

3° Nous rétrécissons le bassin : *diamètre sacro-pubien*, 45 *millimètres.* — Nous exerçons des tractions simultanées sur la nuque et sur le maxillaire. Après une traction de 22 *kilos*, continuée pendant quelques instants sur le maxillaire, celui-ci se brise et le lien se détache : la fracture siége au niveau de la symphyse; nous avions tiré sur la nuque, au moyen d'un tracteur mécanique, avec une force de 38 *kilos*. Une traction de 48 *kilos* sépare complétement la tête du reste du corps : la séparation a lieu entre l'occipital et l'atlas.

Nous avons remarqué que sur cette tête de petite dimension, au moment où nous exercions des tractions aussi vigoureuses, la bosse pariétale droite, par sa partie la plus saillante, se trouvait répondre à 2 centimètres de la ligne médiane du sacrum et à gauche de cette ligne. L'occiput *était dirigé légèrement en arrière* et s'était logé dans l'enfoncement assez large qui répond à l'extrémité postérieure du diamètre oblique droit du bassin. La position de la tête, transversale au commencement de l'expérience, s'était transformée sous l'influence des tractions en une position gauche postérieure.

Enfoncement considérable du pariétal droit borné en avant et en arrière par un trait de fracture : le pariétal est divisé en trois parties : une moyenne, une antérieure et une postérieure.

Expérience III.

(Ecole pratique.)

13 *décembre*. Enfant né au terme de 7 *mois* 1/2 *à* 8 *mois*
N'a pas rendu son méconium.
Poids : 2,000 grammes.
Longueur : 0,42 centimètres.
Nous l'avons laissé une demi-heure dans l'eau tiède
Tête très-réductible.
Diamètres de la tête :

Bipariétal......................	75	millimètres.
Bitemporal	64	—
Occipito-mentonnier............	115	—
Occipito-frontal................	100	—
Sous-occipito-bregmatique	82	—

Bassin naturel. — Diamètre sacro-pubien, 67 *millimètres.* — Tête dernière, occiput à gauche. Flexion avec un doigt dans la bouche.

Le crâne se loge dans la moitié gauche du bassin ; l'occiput tourne *légèrement en arrière.*

Extraction sans aucun effort, l'enfant tombe par son propre poids.

Nous le remettons dans la même position, mais nous tirons sur le tronc sans fléchir la tête ; celle-ci ne vient pas seule, il faut déployer une force de 2 ou 3 kilos.

Bassin de fonte. — Diamètre sacro-pubien, 60 *millimètres.* —

Nous tirons sur le maxillaire avec deux doigts dans la bouche. La tête s'engage profondément : quand la bosse pariétale appuie sur le promontoire, nous faisons basculer sous le pubis la moitié antérieure du crâne. Puis, pour terminer, tout en maintenant la tête fléchie avec deux doigts dans la bouche, nous ramenons l'occiput en bas par un mouvement de déflexion analogue à celui qui se produit dans le dégagement de la tête en occipito-sacrée dans les présentations pelviennes. La bosse pariétale postérieure contourne l'angle sacro-vertébral et se dégage

C'est notre collègue Bar, interne des hôpitaux, qui nous aide dans cette expérience et nous engage à tenter cette manœuvre. Elle réussit dans ce cas, mais nous ferons observer que la tête est petite et que les distances qui séparent la protubérance occipitale externe des bosses pariétales et de la suture pariéto-frontale sont faibles.

Maxillaire inférieur. Aucune lésion.

Pariétal droit. Dépression sans fracture disparaissant par quelques malaxations.

Expérience IV.

(Maternité.)

15 *décembre*. Enfant de la femme L...

Dernières régles du 15 au 16 avril 1878.

Accouchement 15 décembre 1878.

Terme de la grossesse : 7 *mois* 1/2 *à* 8 *mois*.

Fille vivante au moment de la naissance, meurt quelques heures après.

Poids : 1,340 grammes.

Longueur : 0,39 centimètres.

Tête souple, très-réductible.

Principaux diamètres :

Bipariétal	75	millimètres.
Bitemporal	63	—
Occipo-mentonnier	108	—
Occipito-frontal	98	—
Sous-occipito-bregmatique	88	—

Distance qui sépare la protubérance occipitale externe de la bosse pariétale : 35 millimètres.

Distance qui sépare la protubérance occipitale externe du pied de la suture fronto-pariétale : 60 millimètres.

Au niveau du diamètre bitemporal, en pressant fortement la tête entre le pouce et l'index, je réduis ce diamètre à 49 millimètres. Au niveau du diamètre bipariétal, je ne puis arriver à moins de 65 millimètres.

Le diamètre transversal qui se termine à 1 centimètre environ de la suture fronto-pariétale, de chaque côté, sur le bord du pariétal, peut être réduit à 60 millimètres.

Bassin de bronze. — *Diamètre sacro-pubien*, 50 *millimètres.* — Tête dernière, occiput à gauche. Nous laissons tomber la tête naturellement sur le détroit supérieur.

L'oreille antérieure s'engage *un peu plus* que *la postérieure.*

Nous tirons dans l'axe sans fléchir la tête ; celle-ci ne descend pas. Nous la fléchissons avec un doigt de la main droite introduit dans la bouche ; pendant la flexion, l'occiput *tourne en arrière.* Le crâne presque entier est logé dans la moitié gauche du bassin. Le front ne déborde que de quelques millimètres le plan médian.

Tractions vigoureuses sur le maxillaire.

Nous aidons à la descente, d'une part en repoussant en arrière la base du cou et la joue gauche ; d'autre part, en appuyant doucement sur le front au-dessus du pubis. Cette dernière manœuvre est très-efficace : la tête tombe dans l'excavation. Nous avons entendu un craquement, indice probable d'une fracture.

Maxillaire inférieur. Aucune lésion.

Pariétal droit. Enfoncement considérable qui a été creusé dans l'os, non par la partie médiane du promontoire, mais par son côté gauche. Le bord postérieur de la dépression répondait à l'union du corps de la première vertèbre sacrée avec l'aileron gauche. La bosse pariétale surmonte l'extrémité supérieure et postérieure de ce bord.

Les *deux plans* formés par le pariétal sont pliés l'un sur l'autre. En avant, l'enfoncement diminue progressivement et a pour bord antérieur la suture fronto-pariétale. Fracture partant de la partie antérieure de la bosse pariétale droite et tombant sur la suture sagittale à 6 millimètres en arrière de son angle antéro-supérieur. Pas d'autre lésion.

Pas de décollement de la dure-mère.

Pas d'aplatissement du cerveau.

Expérience V.

(Ecole pratique.)

30 *novembre.* Enfant petit.

Tête peu ossifiée, bien réductible.

Poids : 1,900 grammes.

Longueur : 0,41 centimètres.

Bipariétal...............	78 millimètres
Bitemporal..............	70 —
Occipito-mentonnier......	112 —
Occipito-frontal..........	100 —
Sous-occipito-bregmatique.	86 —

De la pointe de l'occipital à l'extrémité du diamètre bitemporal, 77 millimètres.

Bassin naturel. — Diamètre sacro-pubien, 67 *millimètres*. — La tête que nous laissons tomber défléchie sur le pourtour du détroit supérieur s'y acroche, mais sans que cela constitue un obstacle sérieux à sa descente.

Avec un doigt introduit dans la bouche, nous abaissons le menton. *L'oreille postérieure descend à* 2 *centimètres plus bas que l'oreille antérieure*. Nous tirons légèrement sur la bouche et en même temps sur la base du cou. La tête se masse bien manifestement dans le côté du bassin où se trouve l'occiput. De plus nous voyons bien nettement que sous l'influence des tractions la partie antérieure de la tête descend, tandis que la portion qui est en rapport avec le promontoire arc-boutée contre cette saillie reste immobile.

La partie antérieure décrit un mouvement en arc de cercle autour d'une charnière formée par le promontoire ; de sorte que la bosse pariétale postérieure se trouve située très-peu au-dessus du promontoire, mais à 1 centimètre et demi en dehors de la ligne médiane, tandis que la bosse pariétale antérieure est plus élevée. A mesure que la descente s'opère, la bosse pariétale postérieure ne bougeant pas, l'antérieure s'abaisse de plus en plus et se dégage la première au-dessous du diamètre minimum ; alors la bosse postérieure descend à son tour.

La somme des tractions exercées dans ce cas n'a pas dépassé 4 à 6 kilogrammes.

Aucune déformation de la tête.

Nous engageons la tête par le sommet. Elle passe sans aucune difficulté, mais en exécutant un mouvement de bascule par lequel la partie antérieure plonge en arrière dans l'excavation. Comment avec le forceps exécuter ce mouvement?

Nous appliquons le forceps de M. Tarnier; nous tirons du mieux que nous pouvons, mais pour extraire la tête nous sommes obligé de déployer une force de 18 kilogrammes.

Expérience VI.

(Maternité.)

23 *novembre*. Enfant mort pendant le travail, terme de 8 *mois*, né depuis quelques heures.

Poids: 1,710 grammes.

Longueur totale: 0,44 centimètres.

Tête peu ossifiée.

Bipariétal	80	millimètres.
Occipito-mentonnier......	110	—
Occipito-frontal..........	96	—
Sous-occipito-bregmatique.	92	—

Nous mettons l'enfant pendant une demi-heure dans un bain à 40 centigrades,

Bassin de bronze. — Diamètre sacro-pubien, 63 *millimètres*. — Nous extrayons le fœtus par les pieds.

Nous faisons d'abord des tractions sur le tronc sans arriver à engager la tête restant dernière. Nous la fléchissons alors avec un doigt dans la bouche sans exercer de traction sur le maxillaire. Nous la maintenons fléchie en même temps que nous faisons appliquer au-dessus d'elle *un sac de plomb de* 20 *kilogrammes*, et alors nous l'extrayons sans de grands efforts en tirant sur les membres inférieurs.

Disjonction complète de la colonne vertébrale entre la 2e et la 3e vertèbre dorsale.

Les enveloppes de la moelle sont déchirées et la moelle elle-même sort en bouillie au travers des déchirures de la pie-mère.

A quel moment de l'expérience ces lésions se sont-elles produites?

Pas de lésion du maxillaire inférieur.

Enfoncement considérable du pariétal gauche; la partie la plus enfoncée se trouve située immédiatement au-dessous de la bosse pariétale qui la surmonte.

La dépression ressemble assez à l'intérieur de certaines coquilles. Elle a la forme d'un fer à cheval dont le bord convexe regarde en haut et un peu en arrière, suivant la ligne d'insertion du muscle temporal, tandis que les branches viennent se terminer en bas au niveau de la suture temporo-pariétale.

Le point le plus enfoncé est précisement au-dessous du sommet de la courbe, l'os étant à ce niveau repoussé en dedans presqu'à angle droit comme par l'extrémité d'un prisme triangulaire. De cette dépression cunéiforme part une petite fracture de 3 centimètres de long qui se dirige obliquement en bas et un peu en avant, et s'arrête inférieurement sur la suture temporo-pariétale.

Ayant rendu à la tête sa forme naturelle par quelques malaxations, nous appliquons sur elle le forceps de M. Tarnier. Nous extrayons la tête sans faire de tractions très-violentes, il faut tirer très en arrière.

Expérience VII.

(Maternité.)

9 *décembre*. Dernières règles du 15 au 18 mars 1878.
Accouchement le 3 novembre à 11 h. 45 du soir.
Terme : *huit mois et demi environ*.
Fille du poids de 2,480 grammes.
Longueur : 0,49 centimètres.
Mort 4 jours après la naissance.
Diamètres de la tête :

Bipariétal	80	millimètres.
Bitemporal	78	—
Maximum	129	—
Occipito-mentonnier	126	—
Occipito-frontal	110	—
Sous-occipito-bregmatique	98	—

Nous plongeons le fœtus pendant deux heures dans un bain à 40°. La tête est peu ossifiée, elle est très-souple.

1° *Bassin de bronze. — Diamètre sacro-pubien*, 80 *millimètres.*— Nous laissons tomber la tête dernière dans ce bassin, elle s'arrête au détroit supérieur peu rétréci relativement au petit volume qu'elle présente elle-même. Elle s'est fléchie spontanément et inclinée. *L'oreille antérieure est descendue 2 centimètres plus bas que la postérieure*. Le plan médian antéro-postérieur de la tête est donc incliné de haut en bas et d'avant en arrière ; il est en même temps dirigé un peu obliquement de gauche à droite dans une direction intermédiaire à celles du diamètre oblique gauche et du diamètre transverse.

Avec un doigt dans la bouche, nons abaissons le menton et la tête tombe aussitôt dans l'excavation.

Au moment où toute résistance cesse au niveau du détroit supérieur, le plan de ce détroit tracerait sur la tête une circonférence qui passerait, à droite, à 2 centimètres au dessus de la racine du nez, à gauche, à 3 centimètres au-dessous de la pointe de l'occipital ; en avant, à 2 centimètres au-dessus de l'oreille, en arrière, à 5 millimètres au-dessus de l'oreille ; sur cette circonférence la distance qui sépare la ligne médiane occipitale de l'extrémité du diamètre bitemporal est de 73 millimètres.

2° Nous rétrécissons le bassin : *diamètre sacro-pubien*, 75 *millimètres*. Nous replaçons la tête dernière au-dessus du détroit supérieur.

La circonférence suivant laquelle elle s'arrête passe à droite sur l'arcade alvéolaire supérieure ; à gauche à 55 millimètres au-dessous de la pointe de l'occipital ; en arrière à 20 millimètres au-dessous de l'extrémité supérieure du pavillon de l'oreille ; en avant à 8 millimètres seulement au-dessous du sommet de l'oreille gauche.

La direction de la tête est presque transversale ; l'*occiput* cependant *est tourné un peu en avant.*

Nous tirons sans violence sur le cou, la déflexion augmente, la tête résiste. Elle s'engage, au contraire, et descend sans aucune difficulté si nous la fléchissons fortement avec deux doigts dans la bouche. Nous l'arrêtons au moment où la bosse pariétale antérieure arrive au niveau du bord supérieur de la symphyse.

La tête s'est tassée dans la moitié gauche du bassin.

La nouvelle circonférence qu'elle présente au détroit supérieur passe : sur la ligne médiane occipitale à 28 millimètres au-dessus de la précédente ; sur la suture frontale à 80 millimètres au-dessus ; en avant, sur la bosse pariétale, à 35 millimètres au-dessus de l'oreille ; en arrière, à 25 millimètres seulement au-dessus, à 10 millimètres au-dessous de la bosse pariétale.

L'extrémité postérieure du diamètre sacro-pubien tombe sur la suture fronto-pariétale ; son extrémité antérieure se trouve à 40 millimètres en arrière de cette suture.

En descendant l'*occiput* a donc *tourné beaucoup en avant.*

Le plan médian du bassin passe à 20 millimètres en arrière de la bosse pariétale antérieure et à 10 millimètres en avant de la bosse pariétale postérieure.

La tête n'est nullement aplatie. Nous mesurons sur elle le diamètre qui répondait au diamètre sacro-pubien du bassin ; il a une longueur de 75 millimètres et peut être réduit à 72 millimètres par pression entre les branches du céphalomètre.

Il y a une différence considérable entre la réductibilité de ce diamètre et celle du diamètre bipariétal.

3º Nous rétrécissons le bassin : *diamètre sacro-pubien*, 65 *millimètres.* — Nous plaçons la tête dernière au-dessus du détroit supérieur : l'occiput à droite. Les deux oreilles sont au même niveau ; leur extrémité inférieure arrive sur le plan du détroit. La moitié droite du crâne est plus aplatie que la gauche, sous la moindre pression le pariétal droit s'enfonçant sous le pariétal gauche.

Nous tirons sur le cou de toutes nos forces sans résultat. Au contraire nous amenons la tête dans l'excavation sans grande difficulté si nous la faisons basculer autour du promontoire. Pour cela, nous tirons sur le maxillaire avec deux doigts de la main gauche dans la bouche, tandis que de la main droite nous repoussons en arrière et en bas la joue et la partie supérieure du cou.

La bosse pariétale gauche au moment où elle franchit le détroit supérieur n'est qu'à 1 centimètre du milieu du promontoire.

Maxillaire inférieur. Aucune lésion : nous n'avons exercé de tractions que sur lui.

Pariétal gauche. Enfoncement considérable. Fracture verticale oblique de haut en bas et d'arrière en avant, absolument semblable à celles que nous avons plusieurs fois rencontrées.

Le trait de fracture est sur une partie du pariétal qui appuyait non sur le milieu du promontoire, mais sur sa partie latérale.

Expérience VIII.

(Ecole pratique.)

13 *décembre.* Fœtus arrivé au terme de 8 *mois à* 8 *mois* 1/2. Mort quelques heures après sa naissance.

Cordon frais.

N'a pas rendu son méconium.

Poids : 2,250 grammes.

Longueur : 0,45 centimètres.

Il a été plongé dans l'eau chaude pendant une demi-heure

La tête est dépressible, elle a pour principaux diamètres :

Bipariétal	82	millimètres.
Bitemporal	70	—
Occipito-mentonnier	113	—
Occipito-frontal	100	—
Sous-occipito-bregmatique	90	—

Bassin naturel. — Diamètre sacro-pubien, 67 *millimètres.*— Nous engageons la tête dernière, l'occiput à gauche ; elle traverse ce bassin sans aucune difficulté.

Pendant que nous fléchissons la tête avec deux doigts dans la bouche, *l'occiput tourne un peu en arrière* de façon à se loger dans la partie la plus large du bassin.

Le pariétal postérieur s'aplatit légèrement, la bosse pariétale se dégage sur le côté du corps vertébral au niveau de la jonction du promontoire avec le bord antérieur de l'aileron du sacrum, à 2 centimètres en dehors du plan médian, à 8 millimètres en arrière de la partie la plus saillante du promontoire.

La bosse pariétale gauche s'est dégagée au niveau de l'épine pubienne gauche.

C'est la suture pariéto-frontale qui répondait en arrière au milieu de l'angle sacro-vertébral.

2° Après cette première extraction, nous replaçons la tête dernière au-dessus du détroit, *l'occiput à droite.*

Nous tirons sur le maxillaire avec deux doigts dans la bouche ; mais lorsque la bosse pariétale appuie sur le promontoire, au lieu de continuer à abaisser le menton en l'attirant à droite, nous faisons basculer la tête en abaissant l'occiput et en relevant le menton. Le dégagement se termine très-facilement de cette façon.

Expérience IX.

(Maternité.)

17 *décembre.* Apparition des dernières règles dans les derniers jours de mars.

Accouchement le 9 décembre, au terme de 8 *mois environ.*

Poids de l'enfant au moment de sa naissance : 1,530 grammes.

Longueur : 42 centimètres.

Mort le 16 décembre, 7 jours après sa naissance.

Bain chaud pendant une heure.

Actuellement, poids : 1,495 grammes ;
longueur : 43 centimètres.

Tête résistante ; les principaux diamètres mesurent :

Bipariétal....................	83	millimètres.
Bitemporal....................	67	—
Occipito-mentonnier............	114	—
Occipito-frontal................	104	—
Sous-occipito-bregmatique.......	87	—

La distance qui sépare la bosse pariétale de la partie la plus reculée de l'occiput mesure :

La tête étant défléchie...........	36	*millimètres.*
La tête étant bien fléchie........	50	—

Elle augmente de 14 millimètres avec la flexion.

La distance qui sépare la suture fronto-pariétale de la partie la plus reculée de l'occipital mesure, la tête étant défléchie, 79 millimètres, la tête étant bien fléchie, 63 millimètres ; elle diminue de 16 millimètres par la flexion.

Bassin naturel. — Diamètre sacro-pubien, 67 *millimètres.* — Nous laissons la tête dernière tomber sur le détroit, occiput à gauche.

L'oreille postérieure descend à 1 *centimètre plus bas que l'antérieure.*

Nous tirons sur le maxillaire au moyen d'un large lien.

Tractions de 12 kilos ; la tête glisse dans le côté gauche du bassin, *l'occiput tourne en arrière*, la bosse pariétale droite s'arc-boute contre le promontoire et la descente s'arrête. Nous faisons placer un sac de plomb de 10 kilos sur la région frontale et la tête passe en pivotant autour du promontoire.

Maxillaire inférieur. Aucune lésion.

Pariétal droit. Enfoncement considérable de sa partie antéro-inférieure.

La limite postérieure de l'enfoncement est à 5 millimètres en avant de la bosse pariétale et à 55 millimètres de la partie la plus reculée de l'occiput, la tête étant bien fléchie.

Trait de fracture partant du sommet de la bosse pariétale et se dirigeant presque verticalement en haut jusqu'à la suture sagittale.

Pas de décollement de la dure-mère. Pas de lésion cérébrale.

Pour fracturer le maxillaire, il faut une traction de 22 kilos.

La fracture siége au niveau de la symphyse.

Expérience X.

(Ecole pratique.)

7 décembre. Fœtus né bien près du terme.

Poids : 2,980 grammes.

Longueur : 0,49 centimètres.

Rend du méconium.

Bain tiède d'une demi-heure.

Tête très-souple, peu ossifiée.

Bipariétal	86	millimètres.
Bitemporal......................	70	—
Occipito-mentonnier............	110	—
Occipito-frontal................	98	—
Sous-occipito-bregmatique.......	90	—

Bassin naturel. — Diamètre sacro-pubien, 67 *millimètres.* — La tête dernière se plaçant sur le détroit supérieur, *les deux oreilles restent au même niveau.* L'occiput est dans la moitié gauche du bassin.

De faibles tractions sur le maxillaire fléchissent la tête qui se présente suivant un plan perpendiculaire au diamètre maximum.

La tête se ramasse dans la moitié gauche du bassin.

L'axe de l'oreille antérieure est à 2 centimètres à gauche du plan médian : celui de l'oreille postérieure est presque sur la ligne médiane, un peu à gauche aussi cependant. L'occiput s'est donc *légèrement incliné en arrière.*

En descendant, la tête se fléchit de plus en plus et tourne autour de la bosse pariétale droite qui répond au côté gauche du corps de la dernière vertèbre d'abord, puis du promontoire.

Elle se dégage quand, par ce double mouvement, la partie la plus saillante du promontoire se trouve en rapport avec la suture fronto-pariétale.

La force déployée n'a pas dépassé 25 kilos.

Pendant que nous tirions sur le maxillaire avec deux doigts de la main droite dans la bouche, avec la main gauche tantôt *nous pressions sur la région frontale*, tantôt *nous repoussions en arrière et en bas* la portion de la tête répondant au pubis.

Ces deux dernières manœuvres facilitaient d'une façon évidente la descente de la tête.

Au moment de la dernière résistance, le diamètre de la tête, qui répond au diamètre minimum du bassin, a pour limite postérieure un point situé à quelques millimètres en arrière de la suture fronto-pariétale, et à 3 centimètres au-dessus de la terminaison de cette suture. Sa limite antérieure est située à égale distance de la bosse pariétale et de la suture fronto-pariétale, à 1 centimètre plus haut que l'extrémité postérieure.

L'occiput a donc *tourné en avant* en même temps que la tête s'inclinait en avant, la moitié qui se trouvait en rapport avec le pubis descendant plus vite que l'autre.

Sur le pariétal droit, enfoncement considérable de la partie antérieure et inférieure.

Pas de fracture.

Pas de décollement de la dure-mère.

Aucune lésion appréciable du cerveau.

Maxillaire inférieur, aucune lésion, bien que les tractions aient presque exclusivement porté sur cet os.

Expérience XI.

(Maternité.)

25 *novembre*. Enfant né au terme de 8 *mois* 1/2 environ. Mort le 9e jour après la naissance.

La mort remonte à 20 heures.

La tête est peu ossifiée, les os sont souples.

Nous laissons l'enfant pendant une demi-heure dans un bain à 40 degrés.

Poids : 1,825

Longueur : 0,45 centimètres.

Bipariétal.....................	87 millimètres.
Bitemporal.....................	75 —

Occipito-mentonnier............	115	—
Occipito-frontal.................	107	—
Sous-occipito-bregmatique.......	99	—

Bassin de bronze. — Diamètre sacro-pubien 70 *millimètres.* — Nous plaçons l'occiput à gauche. Nous tirons sur le cou du fœtus auquel nous avons fixé un lien. Nous faisons descendre la tête par une traction de 15 kilos.

Nous remettons la tête dans la même position, mais nous appliquons sur elle, au-dessus du pubis, un *sac de plomb* de 10 kilos; alors, pour faire l'extraction, nous n'avons plus qu'à exercer une traction de 7 kilos.

Enfin, remettant la tête une troisième fois dans la même position, nous tirons sans appliquer de poids au-dessus; pour amener la tête dans l'excavation, il faut une traction de 12 kilos.

Après ces opérations, le crâne n'est nullement déformé, il n'y a pas le moindre enfoncement du pariétal droit qui était en rapport avec le promontoire.

Expérience XII.

(Maternité.)

25 *novembre*. Nous employons le même enfant que dans l'expérience XI.

Le diamètre bipariétal mesure encore 87 millimètres.

Bassin naturel. — Diamètre sacro-pubien 67 *millimètres.* — Nous plaçons l'occiput à droite et nous tirons sur le cou du fœtus auquel nous avons attaché un lien.

Nous exerçons des tractions de 20 kilos continues pendant une minute environ; la tête passe.

Nous constatons alors un aplatissement extrême de la partie inférieure du pariétal gauche, un peu au-dessus de la partie libre du pavillon de l'oreille.

Le diamètre transverse de la tête au niveau de la portion la plus aplatie ne mesure plus que 74 millimètres.

Aucune lésion de la colonne vertébrale.

Fracture verticale du pariétal droit partant de la partie moyenne de la suture temporo-pariétale et remontant à 3 centimètres sur le pariétal.

Expérience XIII.

(Ecole pratique.)

2 *décembre*. Enfant mort-né, terme de 8 *mois* 1/2 environ.

Poids : 2,400 grammes.

Longueur : 0,48 centimètres.

Tête bien ossifiée.

Bipariétal	87	millimètres.
Bitemporal	68	—
Occipito-mentionner	120	—
Occipito-frontal	105	—
Sous-occipito-bregmatique	87	—

Le plan tangent à la partie la plus reculée de l'occipital est distant de la suture fronto-pariétale,

la tête étant fléchie de..... 68 millimètres
la tête étant défléchie de... 84 —

Bassin de fonte. — Diamètre sacro-pubien, 75 millimètres. — Nous plaçons l'occiput à gauche. Nous tirons seulement sur le maxillaire avec deux doigts introduits profondément dans la bouche. Au début des tractions les axes des deux oreilles passent par les deux extrémités du diamètre minimum du bassin. L'oreille postérieure s'engage d'abord jusqu'à ce qu'elle s'enfonce entièrement sous le promontoire, l'antérieure restant aux 2/3 au-dessus de la symphyse.

La tête n'a pas glissé comme dans beaucoup de nos expériences précédentes pour se loger dans la moitié gauche du bassin, de sorte qu'il y a de chaque côté un grand espace vide.

Des tractions un peu plus fortes font basculer la partie antérieure du crâne qui descend jusqu'à ce que la bosse pariétale gauche vienne buter au-dessus du pubis. En même temps la tête a légèrement *tourné, l'occiput en avant.*

Nous continuons nos tractions et nous voyons que dans ce cas la bosse pariétale antérieure ne franchit pas le détroit la première. La tête s'engage d'aplomb, suivant sa circonférence, passant par le sommet des deux bosses pariétales. Seulement, grâce au mouvement de rotation qui s'est produit, les deux extrémités de ce diamètre bipariétal aboutissent à 2 centimètres en dehors des extrémités du diamètre sacro-pubien. Le plus grand diamètre de la tête qui a passé par ce diamètre du bassin mesure 82 millimètres après que toute compression sur la tête a cessé.

La force que nous avons déployée pour extraire la tête n'a pas dépassé 20 kilogr. Nous avons tiré seulement sur la mâchoire avec deux doigts dans la bouche.

Il n'y a aucune lésion du maxillaire inférieur.

Enfoncement assez marqué du pariétal droit avec une fêlure n'intéressant que la table externe de l'os dans un centimètre d'étendue et siégeant au niveau de la ligne courbe d'insertion du muscle temporal à sa partie moyenne.

Avec le forceps de M. Tarnier appliqué dans le même bassin, nous ne faisons descendre cette même tête qu'après des tractions de 36 kilogrammes.

Deuxième série.

FŒTUS A TERME

Expérience I.

(Maternité.)

25 *novembre*. Enfant à terme ayant vécu quelques jours, mort depuis 24 heures.

(Dernières règles du 17 au 20 février.)

Tête bien ossifiée.

Poids : 2,870 grammes.

Longueur : 0,49 centimètres.

Nous le laissons pendant une demi-heure dans un bain chaud.

Bipariétal	87	millimètres.
Bitemporal	73	—
Occipito-mentonnier	116	—
Occipito-frontal	105	—
Sous-occipito-bregmatique	88	—

Bassin naturel. — Diamètre sacro-pubien, 67 *millimètres.* — Nous engageons le cadavre par les pieds et nous laissons tomber la tête au-dessus du détroit supérieur.

L'occiput est dirigé à gauche. Nous exerçons des tractions sur le cou de la même manière que dans les expériences précédentes.

Une traction de 35 kilogr. prolongée pendant plus d'une minute ne fait pas descendre la tête.

Nous ajoutons *un sac de plomb de* 20 *kilogrammes* sur la tête au-dessus des pubis. Nous recommençons les tractions et avec une force de un peu moins de 35 kilogr. nous amenons la tête dans l'excavation.

Aplatissement considérable du pariétal droit, enfoncement cunéiforme, commençant au-dessus du pavillon de l'oreille et remontant à 3 centimètres plus haut.

La plus grande largeur a 4 centimètres et se trouve à la partie inférieure au niveau de la suture temporo-pariétale. La limite supérieure est formée par une ligne courbe dont la partie la plus saillante se trouve au-dessous de la bosse pariétale. Le bord antérieur de la dépression est limité par la suture fronto-pariétale ; son bord inférieur par la suture temporo-pariétale.

Expérience II.

(Maternité.)

25 *novembre.* Enfant né à terme, mort 6 jours après sa naissance il y a 24 heures.

La tête est bien ossifiée.

Nous laissons le cadavre pendant 20 minutes environ dans l'eau chaude.

Poids : 3,075 grammes.

Longueur : 0,50 centimètres.

Bipariétal	89	millimètres.
Bitemporal	74	—
Occipito-mentonnier	124	—
Occipito-frontal	115	—
Sous-occipito-bregmatique.	90	—

Nous faisons passer l'enfant tête dernière dans le *bassin naturel* qui nous a servi déjà dans l'expérience 1 et nous dirigeons l'occiput à droite.

Diamètre sacro-pubien, 67 *millimètres*. — Les tractions sont faites comme précédemment, sur le cou, au moyen d'un lacs.

Nous exerçons une traction de 15 kilogr., la tête ne descend pas; nous ajoutons au-dessus du pubis un sac *de plomb* de 10 kilogr., la tête ne bouge pas. Laissant le sac de plomb, nous tirons jusqu'à 20 kilogr. sans obtenir un meilleur résultat.

Nous plaçons alors dans la bouche deux doigts de la main gauche. Nous fléchissons fortement la tête et, tirant à la fois sur le lacs fixé au cou et sur le maxillaire inférieur, nous arrivons à faire franchir à la tête le détroit supérieur.

Enfoncement considérable, cunéiforme du pariétal gauche.

Ligne convexe, en forme de fer à cheval, limitant l'enfoncement.

Double trait de fracture: le 1er convexe en haut au niveau de la limite de la portion déprimée; le 2e, vertical, partant de la partie moyenne du premier et tombant sur la suture temporo-pariétale. Aucune lésion du maxillaire.

Expérience III.

(Maternité.)

25 *novembre*. Enfant à terme ayant vécu 3 jours. Mort depuis 24 heures.

Tête très-ossifiée.

Bipariétal	91	millimètres.
Bitemporal	83	—
Occipito-mentonnier	127	—
Occipito-frontal	115	—
Sous-occipito-bregmatique	101	—

Nous le plongeons pendant 20 minutes dans un bain chaud.

Bassin de bronze. — *Diamètre sacro-pubien*, 80 *millimètres*. — Nous laissons tomber la tête dernière au-dessus du détroit supérieur, elle prend une position intermédiaire entre la flexion et la déflexion.

L'occiput est à gauche. Nous passons autour du cou du fœtus un lien sur le trajet duquel nous avons fixé un dynamomètre.

Nous plaçons en même temps un sac *de plomb* de 10 kilogr. au-dessus du pubis directement en rapport avec la tête du fœtus.

Nous tirons sur le cou dans l'axe du détroit supérieur, et pour extraire la tête nous exerçons une traction de 16 kilogr.

Nous replaçons de même la tête dernière dans le bassin sans changer ses dimensions, nous dirigeons l'occiput à droite. Mais nous appliquons un sac *de plomb* de 20 kilogr. sur la tête au-dessus du pubis. Nous la faisons descendre dans l'excavation par une traction de 13 kilogr.

Il n'y a pas de dépression permanente sur les pariétaux et le diamètre bi-pariétal, mesuré après ce double passage, a encore 90 millimètres.

Expérience IV.

25 *novembre*. Nous employons le même enfant que dans l'expérience III, après nous être assuré que le diamètre bi-pariétal n'a pas changé et mesure 90 millimètres et que les parois du crâne sont partout bien résistantes.

Nous rétrécissons le bassin et réduisons le diamètre sacro-pubien à 70 millimètres.

Nous plaçons l'occiput dans le côté gauche du bassin, nous appliquons sur la tête au-dessus du pubis un sac de *plomb* de 20 kilogrammes et, tirant par le même procédé que précédemment, nous faisons descendre la tête dans l'excavation par une traction de 20 kilogrammes.

Il existe alors sur le pariétal droit un enfoncement considérable et le diamètre bi-pariétal ne mesure plus que 80 millimètres. Nous malaxons la tête fœtale de façon à faire disparaître presque complétement la déformation et nous la replaçons dernière au-dessus du détroit supérieur. Nous n'appliquons aucun poids au-dessus du pubis et nous nous contentons de tirer sur le cou comme précédemment.

L'occiput est dirigé à droite. Pour extraire la tête, il nous faut exercer une traction de 39 kilogr.

Nous faisons alors une application du forceps de M. Tarnier sur cette même tête, nous exerçons sur elle des tractions qui vont jusqu'à 58 kilogr. sans pouvoir la faire passer.

Expérience V.

(Maternité.)

26 *novembre*. Enfant ayant vécu douze jours, mort depuis vingt-six heures.

Tête bien ossifiée.

Poids : 3,000 grammes.

Nous le plongeons pendant vingt minutes dans un bain chaud.

Les diamètres de la tête sont les suivants ;

Bipariétal	92	millimètres.
Bitemporal	78	—
Occipito-mentonnier.	130	—
Occipito-frontal.	115	—
Sous-occipito-bregmatique.	103	—

Nous appliquons un lien autour du cou comme dans les expériences précédentes. Mais, en outre, nous faisons passer un autre lien de la bouche à la partie moyenne de la région sus-hyoïdienne, de façon à pouvoir faire des tractions à la fois sur la partie postérieure du cou et sur le maxillaire au-dessus duquel notre second lien se trouve à cheval, et mesurer à l'aide de deux dynamomètres la force qui nous est nécessaire pour extraire la tête, celle-ci étant fortement fléchie.

1° *Bassin de bronze. — Diamètre sacro-pubien*, 85 *millim.* — Nous plaçons la tête venant dernière au-dessus du détroit supérieur, occiput à gauche ; nous tirons dans l'axe sur nos deux liens à la fois, et nous amenons la tête dans l'excavation. Pendant les deux minutes que les tractions ont duré, la force déployée sur le cou n'a pas excédé 26 kilos et a été en moyenne de 20 kilos. Le dynamomètre correspondant au maxillaire marque 6 kilos 500 gr.

Il y a sur le pariétal droit, un peu au-dessus et en avant de l'oreille, un enfoncement peu marqué, que quelques manipulations font disparaître aussitôt.

Le bi-pariétal est de 91 millimètres après cette première opération. La consistance de la tête n'est pas modifiée.

2° Alors, sans changer les dimensions du bassin, nous replaçons la tête au-dessus du détroit supérieur ; seulement nous mettons l'occiput à droite.

Nous fléchissons fortement la tête ; nous appliquons sur elle, au-dessus du pubis, un sac de *plomb* de 20 kilos, mais nous n'exerçons plus de tractions sur le maxillaire ; nous ne tirons que sur le cou, toujours au moyen du lien que nous y avons fixé.

Une traction de 20 kilos dégage la tête.

Pas de déformation, aplatissement insignifiant.

Immédiatement après l'opération, le diamètre bipariétal est de 90 millimètres.

Expérience VI.

(Maternité.)

26 *novembre*. Nous employons le même fœtus que dans l'expérience V.

Nous rappelons que le diamètre bipariétal de sa tête est de 90 millim. La voûte crânienne est bien résistante.

1° *Bassin de bronze. — Diamètre sacro-pubien* 83 *millim.* — Cette fois, nous n'exerçons de tractions que sur le maxillaire pendant deux minutes. Une force de 20 kilos fait descendre la tête. Nous n'avons pas appliqué de poids au-dessus de la symphyse pubienne.

Nous entendons un craquement produit par la fracture du maxillaire inférieur au niveau de l'union du corps avec la branche gauche.

2° *Nous rétrécissons le bassin: le diamètre sacro-pubien ne mesure plus que* 82 *millim.*

Nous appliquons sur la tête mise en place un sac *de plomb* de 20 kilos, et nous inclinons le bassin de façon que le plomb pèse de tout son poids suivant l'axe du détroit supérieur. Il suffit alors de tractions de 8 kilos faites pendant quelques secondes sur la mâchoire pour dégager la tête.

Sans changer les dimensions du bassin, nous faisons maintenir le fœtus en position OIGA, et nous faisons une application du forceps de M. Tarnier. Nous prenons la tête de la région occipito-pariétale gauche à la joue droite. Nous faisons pendant trois minutes des tractions suivant l'axe du détroit supérieur, et, pour faire descendre la tête, nous avons employé une force continue de 30 à 35 kilos. Nous tirions constamment de toutes nos forces.

Après toutes ces opérations, les os du crâne ne présentent aucune fracture, aucune fêlure même.

Expérience VII.

(Ecole pratique.)

27 *novembre*. Fœtus à terme, mort depuis quarante-huit heures.

Poids : 3,000 grammes.

Longueur : 0,51 centimètres.

Tête très-ossifiée, dont les diamètres mesurent :

Bipariétal	89	millimètres
Bitemporal	77	—
Occipito-mentonnier.	115	—
Occipito-frontal.	104	—
Sous-occipito-bregmatique.	94	—

De la pointe de l'occiput à l'extrémité droite du diamètre bitemporal, 82 millimètres.

Bassin naturel. — Diamètre sacro-pubien, 67 *millim.* — Nous plaçons l'occiput à droite. Nous tirons dans l'axe du détroit supérieur au moyen d'un lacs fixé à la base du cou. Sous l'influence des premières tractions, l'occiput se redresse légèrement, la tête se fléchit; mais des tractions de 35 kilos ne la font pas descendre.

Nous tirons à la fois sur le maxillaire et sur la nuque, et nous extrayons la tête. Les tractions n'ont pas dépassé 13 kilogrammes sur le maxillaire et 15 kilogrammes sur le cou. Elles ont duré une minute à une minute et demie.

Enfoncement cunéiforme du pariétal gauche ayant pour limites : la bosse pariétale en haut et en arrière, à ce niveau la dépression est comme taillée à pic ; en avant la suture fronto-pariétale, le bord antérieur du pariétal entrant profondément sous le bord postérieur du frontal ; en bas la suture temporo-pariétale ; en arrière une légère courbe à concavité tournée en avant.

Au-dessous de la bosse pariétale, petit trait de fracture partant du fond de la dépression et se dirigeant en bas et en avant dans une étendue de 2 centimètres.

La colonne vertébrale et la moelle ne présentent pas de lésion.
Le maxillaire inférieur n'est pas brisé.

La tête se masse dans la moitié du bassin qui contient l'occiput, celui-ci *tourne légèrement en avant*, ce qui permet à la bosse pariétale postérieure de se loger sur le côté de la partie la plus saillante des corps vertébraux et du promontoire.

La flexion forcée au moyen de tractions sur la mâchoire inférieure favorise ce tassement de la tête dans une moitié du bassin en diminuant ses dimensions antéro-postérieures, comme M. le Dr Budin l'a fort bien vu d'ailleurs.

Si l'occiput étant tourné à gauche, on dirige les tractions sur le cou en bas et à gauche, on voit la tête se fléchir à mesure que l'occiput se redresse, la nuque appuyant sur le rebord du détroit supérieur.

Expérience VIII.

(Maternité.)

29 *novembre*. Enfant à terme ayant vécu 12 jours, mort de diarrhée.

Poids : 2,720 grammes.

Longueur : 50 centimètres.

Tête très-ossifiée.

Nous l'avons plongé pendant une demi-heure dans un bain à 40 degrés.

Bipariétal.	86 millimètres.
Bitemporal.	74
Occipito-mentonnier.	130
Occipito-frontal.	110
Sous-occipito-bregmatique . . .	100

De la pointe de l'occiput à l'extrémité droite du diamètre bitemporal, 85 millimètres.

Bassin de bronze. — Diamètre sacro-pubien, 95 *millim.* — Nous engageons la tête défléchie, elle franchit sans obstacle le détroit supérieur, mais elle est arrêtée dans l'excavation. Le maxillaire supérieur s'accroche sur l'épine sciatique tandis que l'occiput s'arrête contre l'éminence ilio-pectinée du côté opposé. Il est réellement difficile de dégager la tête. Plus nous tirons et plus elle s'enclave. Pour l'extraire il faut la fléchir et la faire tourner. On arrive à ce résultat en repoussant l'occiput en haut avec une main tandis qu'avec deux doigts de l'autre main introduits dans la bouche, on abaisse le menton et on le reporte dans la concavité du sacrum.

Nous rétrécissons le bassin.

Diamètre sacro-pubien, 88 *millim.* — Nous fléchissons fortement la tête et tirons assez vigoureusement pour la bien engager. Nous voyons alors qu'elle présente avec le bassin les rapports suivants : l'occiput est dans la moitié droite du bassin, sa pointe entre profondément sous les pariétaux. Cette pointe est à 4 centimètres au-dessus du plan du détroit supérieur, à 5 ou 6 millimètres seulement au-dessous de la partie la plus élevée de la tête.

Le plan du détroit supérieur coupe la tête suivant une circonférence oblique d'avant en arrière qui tombe juste au niveau de la partie supérieure du pavillon de l'oreille antérieure (droite), tandis qu'elle passe à 2 centimètres au-dessus de l'oreille postérieure (gauche).

L'extrémité antérieure du diamètre-sacro-pubien répond au sommet de l'oreille droite et se trouve à 38 millimètres de l'extrémité droite du diamètre bitemporal qui lui-même est à 1 centimètre au-dessous du plan du détroit supérieur.

L'extrémité postérieure du diamètre sacro-pubien se trouve à 2 centimètres au-dessus du sommet de l'oreille et sur une verticale passant par son bord antérieur. Le point culminant de la bosse pariétale postérieure est à 1 centimètre et demi au-dessus du plan du détroit et à 2 centimètres à droite de la ligne médiane.

La suture sagittale est dans une position intermédiaire entre le diamètre transverse et le diamètre oblique droit.

Le diamètre de la tête qui se trouve actuellement immédiatement au-dessus du diamètre sacro-pubien du détroit supérieur mesure 89 millimètres. Il a donc 3 millimètres de plus que le diamètre bipariétal.

Nous rappelons que pour fixer la tête dans cette position, nous avons tiré vigoureusement en bas et un peu en avant comme on a toujours de la tendance à le faire.

Nous rétrécissons le bassin *après avoir enlevé le fœtus par en haut*, sans l'avoir fait passer.

Diamètre sacro-pubien, 84 *millim.* — Nous plaçons l'occiput à gauche et nous extrayons la tête sans effort en opérant de la façon suivante : dès le début de l'engagement nous fléchissons fortement la tête avec deux doigts de la main droite introduits dans la bouche.

De l'autre main nous repoussons en arrière et en bas l'arcade zygomatique gauche du fœtus, ce qui a pour résultat de faire basculer la partie gauche de la tête qui glisse derrière la symphyse, et de plus, de dégager l'apophyse orbitaire externe gauche qui s'accrochait à la crête pectinéale droite.

Nous rétrécissons encore le bassin. — Diamètre sacro-pubien, 80 *millim.* — En nous y prenant comme dans l'expérience précédente, nous faisons passer la tête sans aucun effort.

Par le sommet la tête bien fléchie passe également toute seule, on peut dire : la bosse pariétale postérieure s'arrête au-dessus du promontoire dont la ligne médiane répond à un point de la suture temporo-pariétale. Cette partie de la tête très-ossifiée d'ailleurs est la plus dépressible. La tête franchit le détroit en exécutant un mouvement de rotation autour de l'angle sacro-vertébral servant de charnière.

C'est un mouvement absolument analogue à celui que nous avons observé tout à l'heure dans le dégagement de la tête se présentant par sa base au détroit supérieur.

*Nous rétrécissons le bassin. — Diamètre sacro-pubien,*75 *millim.*— Nous extrayons la tête dernière sans grande difficulté.

L'occiput étant à gauche, l'obstacle à la descente résultait de l'accrochement de l'os malaire gauche contre la branche horizontale droite du pubis.

C'est par la flexion poussée aussi loin que possible et par des pressions sur la joue gauche dirigées presque directement d'avant en arrière que nous avons pu faire disparaître cet empêchement.

Nous faisons ensuite passer sans difficulté, la tête se présentant par le sommet.

Pas de lésion du maxillaire inférieur ni de la colonne vertébrale.

Petite fissure du pariétal droit commençant immédiatement au-dessous de la bosse pariétale, parallèle à la direction du diamètre occipito-mentonnier.

Expérience IX.

(Maternité.)

2 *décembre*. Dernières règles du 9 au 12 février 1878.

Accouchement le 2 décembre à 9 heures du matin,

Fille mort-née, morte pendant le travail.

Tête bien ossifiée.

Poids : 3,330 grammes.

Longueur : 0,52 centimètres.

Nous l'avons plongée pendant une heure dans l'eau chaude.

Bipariétal	90	millimètres.
Bitemporal	82	—
Occipito-mentonnier	130	—
Occipito-frontal	110	—
Sous-occipito-bregmatique.	95	—

Bassin de bronze. — 1° *Diamètre sacro-pubien*, 105 *millim*. — Nous tâchons de voir comment la tête peut s'enclaver dans un bassin très-peu retréci. Nous plaçons le menton directement en avant. Par le seul poids du corps la tête tourne et le menton glisse. La tête se fléchit d'elle-même assez pour entrer profondement dans l'excavation.

Mais en maintenant la tête défléchie pendant qu'elle descend dans l'excavation, nous voyons l'occiput dirigé à droite buter contre l'éminence ilio-pectinée correspondante, tandis que la région malaire droite s'accroche contre l'épine sciatique gauche et la partie de l'os iliaque située en avant de cette épine. Des tractions vigoureuses ne peuvent dégager la tête.

Pour l'extraire, il faut relever le menton d'abord, puis le ramener en arrière *de l'épine sciatique et fléchir alors la tête*.

2° *Nous rétrécissons le bassin. Diamètre sacro-pubien*, 90 *millim*.— La tête que nous laissons tomber d'elle-même au-dessus du détroit supérieur prend une position transversale. L'occiput est à gauche.

L'oreille postérieure s'engage plus que l'antérieure et descend à deux centimètres au-dessous. Position de la tête intermédiaire à la flexion et à l'extension. Des tractions modérées ne l'engagent nullement. Je la fléchis en introduisant deux doigts de la main droite dans la bouche ; alors sans aucun effort la tête glisse en tournant d'elle-même et se dégage par un mouvement de spirale.

Le mouvement de flexion a précédé le mouvement de descente. La pointe de l'occiput s'est relevée de 1 centim. environ en décrivant un arc de cercle qui l'a rapprochée du centre du détroit.

3° *Nous rétrécissons le bassin. Diamètre sacro-pubien*, 85 *mill.* — Même fœtus. Nous plaçons l'occiput à gauche, la tête dernière repose sur le plan du détroit supérieur.

L'angle sacro-vertébral répond à la suture temporo-pariétale droite ; la partie moyenne de l'oreille gauche appuie sur la symphyse pubienne.

L'occiput est légèrement incliné en avant ; sa pointe est située à 3 centim. au-dessus du plan du détroit supérieur en regard de l'éminence ilio-pectinée gauche.

Le menton est descendu à 2 centim. au-dessous du plan du détroit et touche la partie centrale de la cavité cotyloïde droite. L'os malaire gauche repose sur la partie moyenne de la branche horizontale du pubis à droite.

La tête s'est donc naturellement légèrement fléchie.

Deux doigts de la main droite sont placés dans la bouche et fléchissent la tête. L'occiput se redresse, la tête tourne et descend en même temps.

Pendant que la tête se fléchit, elle s'incline en avant, sa partie antérieure descendant plus rapidement que sa moitié postérieure.

Le mouvement de rotation s'accentue de plus en plus et, au moment où les bosses pariétales arrivent au niveau du détroit supérieur, leur sommet est à plus de 3 centimètres en dehors du plan médian.

De sorte qu'à ce moment le diamètre sacro-pubien répond en avant à un point qui se trouve un peu plus rapproché de la pointe de l'occiput que de la bosse pariétale gauche et aboutit en arrière un peu au-dessus de l'extrémité droite du diamètre bitemporal sur la suture fronto-pariétale.

La tête pour être entraînée dans l'excavation n'a subi aucune violence.

4° *Nous rétrécissons encore le bassin. Diamètre sacro-pubien*, 80 *millim.* — Nous replaçons la tête du même fœtus au-dessus du détroit supérieur après avoir fait passer le tronc et les épaules. Nous avons dirigé l'occiput à gauche. Nous fléchissons la tête avec deux doigts de la main droite introduits dans la bouche, tandis qu'avec la main gauche *nous pressons sur la région frontale au-dessus du pubis*. La tête descend avec une facilité qui nous surprend.

Sans changer les dimensions du bassin, nous remettons la tête au-dessus du détroit supérieur, mais nous plaçons l'occiput à droite. Il s'est spontanément dirigé *légèrement en avant*. L'oreille postérieure est descendue à un centimètre et demi plus bas que l'antérieure. Nous tirons alors vigoureusement sur le cou sans fléchir préalablement la tête ; elle descend d'abord un peu, puis s'arrête. Nous augmentons la traction sans plus de résultat. Alors nous fléchissons fortement la tête avec deux doigts de la main gauche introduits profondément dans la bouche. La tête descend alors et tourne de façon à présenter au diamètre sacro-pubien le même diamètre que lorsque le bassin mesurait 85 millimètres. Jusqu'alors nous n'avons pas déployé de force ; mais le mouvement de descente s'arrête, nous tirons alors fortement sur le maxillaire.

La moitié inférieure du pariétal postérieur s'est profondément déprimée, mais la bosse pariétale surmonte en arrière et en haut la partie enfoncée et empêche absolument de descendre cette partie de la tête. Mais si avec la pulpe des doigts de la main droite nous appuyons sur la région malaire antérieure du fœtus, nous favorisons le mouvement de bascule que nous avons déjà décrit et qui s'exécute autour d'une charnière promonto-pariétale. La bosse pariétale antérieure se dégage à trois centimètres au moins en dehors de la symphyse pubienne. Alors seulement la bosse pariétale postérieure descend à son tour.

La force déployée dans ces dernières manœuvres a été en somme modérée.

Le pariétal gauche présente un enfoncement exactement semblable à celui que nous avons observé plusieurs fois déjà et décrit. Quelques malaxations le font immédiatement disparaître.

Nous présentons ensuite cette même tête en OIGA bien fléchie. De très-faibles pressions la font descendre dans l'excavation.

Nous la posons de nouveau au-dessus du détroit supérieur et nous appliquons sur elle le plus régulièrement que nous pouvons le forceps de M. Tarnier. Nous tirons dans l'axe de toutes nos forces, sans pouvoir faire l'extraction ; quoique très-fortement saisie et serrée, la tête se défléchit entre les branches de l'instrument et ne s'engage même pas.

Quand nous appliquons le forceps sur elle après l'avoir déjà à moitié engagée, elle descend assez facilement.

Après toutes ces expériences, nous ne trouvons aucune lésion ni sur le maxillaire inférieur, ni sur la colonne vertébrale.

Les pariétaux ne présentent point la moindre fracture.

Expérience X.

(Ecole pratique.)

5 *décembre*. Enfant qui a vécu quelques jours.

Poids : 3,050 grammes.

Longueur : 0,50 centimètres.

Nous l'avons plongé dans l'eau chaude pendant une demi-heure.

Tête très-ossifiée.

Bipariétal	88	millimètres.
Bitemporal	73	—
Occipito-mentonnier......	125	—
Occipito-frontal	110	—
Sous-occipito-bregmatique.	97	—

Bassin naturel. — Diamètre sacro-pubien, 67 *millim.* — Nous plaçons la tête dernière au-dessus du détroit supérieur, elle s'incline de façon que l'oreille postérieure descend à 2 centimètres plus bas que l'antérieure.

L'arcade alvéolaire supérieure repose à droite sur la partie moyenne de ce détroit. La partie la plus reculée de l'occiput reste à 2 centimètres des parois de l'excavation à gauche. Nous fléchissons alors la tête le plus possible en tirant sur le maxillaire avec deux doigts de la main droite dans la bouche ; en même temps nous tâchons de faire basculer la partie antérieure de la face et du crâne en les repoussant en bas et en arrière, mais nous n'y pouvons parvenir.

Alors, pendant que nous continuons à tirer sur le maxillaire et sur la base du cou, notre ami P. Segond *appuie vigoureusement sur la tête* au-dessus du bassin ; celle-ci tombe brusquement dans l'excavation. La force que nous avons déployée peut être estimée à 60 kilogrammes.

Le maxillaire inférieur n'est pas fracturé.

Sur le pariétal droit, enfoncement considérable borné en haut et en arrière par la bosse pariétale. Du fond de la dépression part une fracture de 3 centimètres et demi d'étendue, oblique en bas et en avant et s'arrêtant sur la suture temporo-pariétale.

Du côté de la cavité crânienne, la dure-mère est largement decollée et tendue au-dessus des inégalités produites par la dépression et l'arête vive formée par le trait de la fracture.

Le trait de fracture repond par sa partie moyenne à l'extrémité postérieure de la scissure de Sylvius.

Le cerveau n'est nullement contusionné.

Expérience XI.

(Ecole pratique.)

6 *décembre*. Fœtus à terme, a vécu un jour.

Poids : 3,240 grammes.

Longueur : 0,505 millimètres.

Nous l'avons plongé dans l'eau chaude pendant une demi-heure.

Diamètres de la tête :

Bipariétal	90	millimètres.
Bitemporal	70	—
Occipito-mentonnier.	130	—
Occipito-frontal.	103	—
Sous-occipito-bregmatique	88	—

Nous rasons la tête et nous traçons sur le crâne une circonférence perpendiculaire à l'axe occipito-mentonnier. Nous la faisons partir du point le plus saillant de l'occipital, la tête étant bien fléchie. Elle rencontre la suture fronto-pariétale après un trajet de 8 centimètres au niveau de la naissance de cette suture.

Bassin naturel. Diamètre sacro-pubien, 67 *millimètres*. — Nous plaçons la tête dernière au-dessus du détroit supérieur, l'occiput à gauche ; celui-ci *s'incline en arrière*. Nous fléchissons la tête avec deux doigts de la main droite dans la bouche et nous tirons sur le maxillaire. Dès nos premières tractions, à mesure que la flexion se prononce, la tête se tasse dans la moitié gauche du bassin, et l'occiput *tourne plus en arrière*, de sorte que l'occiput touche constamment le rebord du détroit à gauche, tandis qu'il reste un grand espace vide du côté du menton.

La tête descend suivant des plans parallèles à celui de la circonférence que nous avons tracée, c'est-à-dire perpendiculaires à la tige occipito-mentonnière.

Les tractions sur le maxillaire ne suffisant pas à faire l'extraction, nous tirons en même temps sur le cou, mais sans plus de succès. Un aide *presse alors vigoureusement sur la tête* au-dessus du bassin pendant que nous continuons à tirer, mais la tête ne progresse pas. Au début de cette dernière manœuvre, nous avons entendu un craquement, produit sans doute par une fracture.

Le plan vertical passant par le diamètre sacro-pubien rencontrerait la tête fœtale, suivant une ligne courbe qui, en avant, passerait à un centimètre au-devant de l'extrémité du diamètre bitemporal et au niveau du promontoire à la même distance en arrière de l'extrémité correspondante du même diamètre. L'occiput est constamment resté *tourné en arrière.*

Après un moment de repos, nous recommençons à tirer seul. Nous exerçons des tractions sur le maxillaire avec deux doigts de la main droite profondément enfoncés dans la bouche, tandis qu'avec la main gauche nous *pressons non plus sur le sommet de la tête, comme le faisait notre aide tout à l'heure, mais sur la région frontale,* de façon à faire basculer la tête en exagérant la flexion; de eette façon, nous finissons par l'amener dans l'excavation.

Au moment du dégagement, la bosse pariétale postérieure se trouvait à plus de 2 centimètres en dehors du plan médian, mais les choses ne se sont pas passées comme d'habitude.

L'occiput continuant à tourner en arrière, la bosse pariétale postérieure a dépassé la ligne médiane et s'est logée à 2 centimètres de cette ligne, dans l'encoche qui répond à l'union du corps de la première vertèbre du sacrum avec l'aileron de cet os, du côté droit, c'est-à-dire du côté opposé à celui qui contient l'occiput. Aussi, la dépression que porte le pariétal droit a-t-elle la bosse pariétale pour limite supéro-antérieure, tandis que dans nos expériences précédentes cette bosse forme la limite supéro-postérieure de l'enfoncement.

Aucune lésion du maxillaire inférieur.

Sur le pariétal droit dépression considérable commençant immédiatement au-dessus de l'oreille, régulièrement arrondie, excepté en bas, comme produite par une sphère qu'on aurait enfoncée dans le crâne. Elle est limitée et surmontée en haut et en avant par la bosse pariétale.

La tête s'est dégagée par un mouvement de flexion exagérée, en pivotant au-dessous de cette bosse pariétale.

Le plus grand diamètre de la tête qui se soit trouvé en rapport avec le diamètre sacro-pubien du bassin, marqué exactement pendant le dégagement et mesuré sur la tête après son passage, est de 75 millimètres.

Le diamètre sacro-pubien n'ayant que 67 millimètres, la tête, à ce niveau, outre la profondeur de l'enfoncement qui persiste, s'est réduite de 8 millimètres pour passer le détroit.

Trait de fracture décrivant une courbe dont le sommet est situé au-dessous de la bosse pariétale : la convexité est tournée en avant et en haut. Cette fracture intéresse toute l'épaisseur de l'os. Du côté de la cavité crânienne, la dure-mère est largement décollée au niveau de la partie enfoncée.

La pulpe cérébrale est intacte.

Outre ce trait de fracture, nous en trouvons un second qui part de la partie moyenne de la suture bipariétale et descend verticalement sur le pariétal droit dans une étendue de 3 centimètres: sur le pariétal gauche, existe une solution de continuité semblable, partant de la suture sagittale, vis-à-vis la première, mais descendant un peu moins bas.

Cette double fracture a été produite, croyons-nous, par la pression exercée sur la tête par les mains de notre aide.

Expérience XII.

(Ecole pratique.)

7 *décembre*. Enfant ayant vécu 12 jours.

Tête très-ossifiée.

Poids : 3,850 grammes.

Longueur : 51 centimètres.

Diamètre de la tête :

Bipariétal	97	millimètres.
Bitemporal	84	—
Occipito-mentonnier	136	—
Occipito-frontal	120	—
Sous-occipito-bregmatique.	105	—

Bassin de fonte dont nous avons enlevé le sacrum mobile.

Dans ce bassin, la hauteur de l'excavation est petite, la distance qui sépare le promontoire du sommet du coccyx fortement courbé en avant est de 117 millimètres.

Le diamètre coccy-pubien est de 108 millimètres.

La tête présentée dernière franchit sans aucune difficulté le détroit supérieur, mais le maxillaire supérieur gauche, l'occiput étant à gauche, vient buter contre l'épine sciatique droite, tandis que l'occipital est arrêté contre l'éminence ilio-pectinée gauche. Des tractions vigoureuses enclavent la tête davantage, de quelque façon qu'elles soient faites. Nous avons beaucoup de mal à la dégager. Nous y réussissons en repoussant en haut l'occiput avec une main tandis que de l'autre nous fléchissons la tête avec deux doigts dans la bouche. Le mouvement de rotation est très-difficile, de même le passage au détroit inférieur.

Expérience XIII.

(Maternité.)

9 *décembre*. Nous avons employé dans cette expérience un fœtus né dans les conditions suivantes : la mère porte un très-léger rétrécissement du bassin ; le diamètre *promonto-sous-pubien mesure* 118 *mill.*

Dans un premier accouchement, survenu à la suite d'une chute, il y a 18 mois, après 7 mois de grossesse, elle à mis au monde spontanément un enfant mort hydrocéphale.

Elle est accouchée pour la seconde fois le 9 décembre 1878 à 10 h. 15 du matin.

Les dernières règles étaient apparues du 24 au 26 février.

Elle est donc à terme.

Elle est accouchée spontanément après un travail qui a duré plus de 26 heures, et 7 heures après la dilatation complète.

Ce deuxième enfant, qui est un garçon, est mort à la fin du travail ; *il est hydrocéphale.*

Par une ponction faite sur le crâne après les expériences que nous allons relater, il s'est écoulé 850 gr. de liquide qui par sa couleur ressemble à du pale ale.

Longueur totale du fœtus, 0,53 centim.

Poids avant l'évacuation du liquide : 4.130 gr.

Diamètres de la tête :

Bipariétal	95	millimètres.
Bitemporal	90	—
Bimastoïdien	100	—
Maximum	162	—
Occipito-mentonnier.....	150	—
Occipito-frontal.........	140	—
Sous-occipito-bregmatique	105	—

La fontanelle postérieure est très-irrégulière, sa longueur comme sa largeur mesure 55 millim.

Le pariétal droit est moins long que le gauche et se prolonge moins en arrière : il y a un centimètre de différence.

L'extrémité supérieure de l'occiput au lieu de se terminer en pointe est arrondie.

La largeur de la fontanelle antérieure est de 75 millim. ; sa longueur de 90 millim.

Bassin de bronze. — Diamètre sacro-pubien, 110 *mill.* — Nous laissons tomber naturellement la tête sur le détroit supérieur, occiput à gauche. Le sommet de l'oreille antérieure arrive juste au niveau du bord supérieur de la symphyse, tandis que le sommet de l'oreille postérieure est descendu à 3 centimètres au-dessous du promontoire.

L'aire du détroit supérieur est remplie par la tête qui semble déborder de toutes parts. L'arcade alvéolaire supérieure s'arc-boute contre le bord droit du détroit ; l'apophyse malaire gauche butte contre l'éminence ilio-pectinée.

L'occiput est vis-à-vis le centre de la cavité cotyloïde gauche.

Le plan médian de la tête fœtale à peu de chose près passe par le diamètre transverse du bassin.

Nous tirons vigoureusement sur la tête dans cette position, elle ne descend pas.

Nous fléchissons le tête avec deux doigts de la main droite dans la bouche. Aussitôt elle tourne d'elle-même, l'occiput *venant en avant*. Nous n'avons pas fait la moindre traction et par la simple flexion nous avons les rapports suivants : le plan médian de la tête coupe le bord du détroit supérieur entre l'éminence ilio-pectinée et l'épine pubienne du côté gauche. L'apophyse malaire gauche répond à l'épine pubienne droite ; elle est à deux centimètres au-dessus du bord supérieur de la symphyse pubienne.

La bosse pariétale droite repose à trois centim. en dehors de la ligne médiane, sur la partie latérale gauche du sacrum sur le rebord du détroit supérieur; elle est donc descendue à 2 centimètres plus bas que la bosse pariétale antérieure.

Tout le côté droit de la face et du crâne est contenu dans la concavité du sacrum sur laquelle il se moule.

Le menton a dépassé de 2 centimètres le plan du détroit inférieur.

Nous remettons alors deux doigts dans la bouche et nous finissons le dégagement par un mouvement de flexion pendant lequel l'occiput se place de lui-même sous la symphyse. Nous n'avons à faire aucun effort.

Mais le dégagement au détroit inférieur se décompose en deux temps : dans le premier la nuque étant sous la symphyse, la bouche, le nez, puis le front sortent successivement au devant de la pointe du coccyx jusqu'à ce que la fontanelle antérieure apparaisse à son tour. Le diamètre sous-occipito-bregmatique se confond alors avec le diamètre antéro-postérieur du détroit inférieur.

Pour exécuter ce premier temps il faut relever le menton, c'est-à-dire faire décrire un arc de cercle à la tête autour d'une charnière sous-occipitale.

Mais une fois que la fontanelle antérieure est arrivée au niveau de la pointe du coccyx, c'est en vain que nous essayons de continuer ce mouvement de flexion. Alors commence le deuxième temps. Pour finir l'extraction il faut, au lieu de relever le menton, tirer presque directement en avant et un peu en bas.

Nous essayons ensuite d'engager la tête par le sommet au moyen de pressions faites au-dessus du détroit, mais nous n'y pouvons parvenir.

Nous appliquons alors sur la tête le forceps de M. Tarnier et nous tirons de toutes nos forces sans amener d'engagement. Nous avons déployé une force d'environ 35 kilogr.

Nous rétrécissons le bassin. — Diamètre sacro-pubien, 95 *millim.*

L'occiput est à gauche.

Tête dernière.

Nous tirons sur le maxillaire avec deux doigts de la main droite dans la bouche ; la tête se fléchit, puis le mouvement de descente s'arrête.

Nous tirons avec la main gauche sur le cou aussi en arrière que nous pouvons, mais sans succès. Au contraire si de la main gauche nous exerçons des pressions tantôt directement en arrière sur la partie antérieure de la tête au-dessous de la symphyse, tantôt sur le front au-dessus des pubis, nous amenons assez facilement la tête dans l'excavation.

Pendant le mouvement de descente, l'occiput s'incline en arrière ; puis la tête tourne spontanément, l'occiput vers la symphyse et le dégagement au détroit inférieur se fait comme précédemment.

Le maxillaire inférieur ne présente aucune lésion.

Expérience XIV.

(Ecole pratique.)

10 *décembre*. Enfant à terme ayant vécu quelques jours.

Nous l'avons plongé dans l'eau chaude pendant 45 minutes.

Tête bien ossifiée.

Poids : 3,080 grammes.

Longueur : 0,51 centimètres.

Diamètres de la tête :

Bipariétal....................	93	millimètres.
Bitemporal.................	82,5	—
Bimastoïdien...............	74	—
Maximum..................	129	—
Occipito-mentonnier.........	126	—
Occipito-frontal.............	108	—
Sous-occipito-bregmatique...	103	—

Quand on comprime la tête latéralement, la pointe de l'occipital s'enfonce sous les pariétaux, le pariétal droit chevauche sous le gauche.

Bassin naturel. — Diamètre sacro-pubien, 67 *millim.* — Nous laissons tomber la tête dernière au-dessus du détroit supérieur, l'occiput à gauche. Nous tirons sur les épaules dans l'axe du détroit, mais nous ne pouvons engager la tête défléchie. Nous avons déployé une force de 35 kilogr.

Nous tirons alors sur un lien que nous avons passé à cheval sur le maxillaird inférieur avec une force de 18 kilogr. La tête se fléchit et descend ; la suture pariéto-temporale s'appuie contre le promontoire, le corps de la dernière lombaire s'enfonce dans le pariétal. La moitié antérieure de la tête bascule autour de la suture temporo-pariétale comme charnière ; mais ce mouvement de descente s'arrête bientôt et, quelque procédé que nous employions avec une force de plus de 80 kilogr., nous ne pouvons amener la tête dans l'excavation. Elle s'est massée le mieux possible dans le côté gauche du bassin, elle s'est moulée sur le contour du détroit, mais elle est retenue de toutes parts. Le diamètre bipariétal reste au-dessus du diamètre sacro-pubien. La bosse pariétale gauche arrêtée contre la branche pubienne droite empêche le mouvement de flexion.

Maxillaire inférieur. Aucune lésion, bien que nous ayons exercé sur lui des tractions de 20 et même 22 kilogr.

Pariétal droit. Enfoncement considérable, en forme de fer à cheval, limité sur sa partie moyenne en haut par la bosse pariétale. Petit trait de fracture transversale sur la limite convexe de la dépression au-dessous de la bosse pariétale.

Un centimètre d'étendue.

Pas de décollement de la dure-mère.

Pas d'aplatissement du cerveau.

Expérience XV.

(Maternité.)

15 *décembre*. Enfant de la nommée M... .

Procidence du cordon.

Mort pendant le travail.

Dernières règles du 26 février au 2 mars 1878.

Accouchement le 14 décembre.

Poids du fœtus : 3,180 grammes.

Longueur : 0,52 centimètres.

Il a été plongé dans un bain chaud pendant une heure..

Tête bien ossifiée dont les diamètres sont les suivants :

Bipariétal......................	86	millimètres.
Bitemporal.....................	77	—
Maximum.....................	140	—

Occipito-mentonnier............ 135 —
Sous-occipito-bregmatique...... 95 —

Par pression entre le pouce et l'index, nous ne pouvons pas réduire le diamètre bipariétal à moins de 80 millim. De la même manière nous réduisons le diamètre bitemporal à 65 millim.

Le plus grand diamètre transversal que nous trouvions le long des sutures fronto-pariétales peut être réduit à 70 millim.

Le pariétal se compose en réalité de deux plans réunis par une arête transversale : la partie la plus saillante et la plus résistante de cette arête est la bosse pariétale ; elle est située un peu en arrière de la partie moyenne de l'arête.

La partie la plus souple et la plus dépressible du pariétal est son angle antéro-inférieur.

Le plan passant par la partie la plus saillante de l'occipital est distant de la bosse pariétale, la tête étant défléchie de 45 millim., la tête étant fléchie de 52 millim.

Le même plan est distant de la suture fronto-pariétale, la tête étant défléchie de 80 millim., la tête étant fléchie de 65 millim.

Bassin de bronze. Diamètre sacro-pubien, 70 *millim.* — Nous laissons la tête dernière tomber naturellement au-dessus de ce bassin ; l'occiput à gauche.

Les deux oreilles restent à peu près au même niveau, l'antérieure descend un peu plus que la postérieure.

De très-faibles tractions sur le maxillaire faites avec deux doigts introduits profondément dans la bouche engagent bien la tête. L'occipital entre sous le pariétal antérieur beaucoup plus que sous le postérieur. De plus, le pariétal antérieur entre profondément sous le postérieur.

L'occiput a légèrement *tourné en avant.*

La tête étant fortement fléchie et engagée, le milieu du promontoire répond à 5 millim. en arrière de la suture fronto-pariétale et à 10 millim. au-dessus de la naissance de cette suture, c'est-à-dire à l'angle antéro-inférieur du pariétal qui est la partie la plus dépressible de l'os.

Au même moment, l'oreille antérieure est à 15 millim. plus bas que la postérieure et le sommet de la première est descendu à 10 millim au-dessous du plan du détroit supérieur.

En avant, le milieu de la symphyse est à 30 millim. en arrière de la suture fronto-pariétale et répond par conséquent à un point plus résistant du pariétal.

De très-faibles tractions sur le maxillaire amènent dans l'excavation la tête qui descend en présentant au milieu du promontoire, c'est-à-dire à sa partie la plus saillante, une ligne parallèle à la suture fronto-pariétale et située à moins d'un centimètre en arrière de cette suture.

La bosse pariétale glisse le long de la face latérale du corps de la dernière lombaire et du promontoire.

Par le mouvement de flexion, le dégagement se fait bien.

Nous repoussons la tête en haut de façon que la bosse pariétale droite soit au-dessus du détroit, la bosse pariétale gauche l'ayant franchi déjà, et nous essayons de terminer la descente en faisant pivoter la tête autour du promontoire de façon que l'occiput s'abaisse suivant la manœuvre indiquée dans les expériences III et VII sur des fœtus avant terme.

Nous ne pouvons exécuter ce mouvement de bascule, nous entendons un craquement qui annonce une fracture.

Pariétal droit. — Enfoncement très-marqué ayant pour limite en haut et en arrière la bosse pariétale. La moitié droite de la fontanelle antérieure est très-tendue, la partie supérieure du bord antérieur du pariétal droit débordant en haut de 6 à 8 millim. la partie interne du bord postérieur du frontal. Dans ses deux tiers inférieurs, le bord antérieur du pariétal droit, au niveau de la dépression creusée sur cet os, s'enfonce profondément sous le bord correspondant du frontal.

Petite fracture d'un centimètre d'étendue, partant de la suture fronto-pariétale et se dirigeant horizontalement en arrière ; elle occupe la partie antérieure de l'arête qui sépare les deux plans du pariétal et répond à la limite supérieure de l'enfoncement.

Un second trait de fracture vertical part de la suture temporo-pariétale et monte sur le pariétal dans une étendue de 15 millim. Il suit le bord qui limite en arrière la dépression et commence à 25 millim. en arrière de l'angle antéro-inférieur du pariétal.

Chevauchement très-marqué des deux moitiés du frontal, la droite entre profondément sous la gauche.

Pariétal gauche. — Petit trait de fracture horizontale partant de la suture fronto-pariétale et se dirigeant en arrière comme du côté droit. *Maxillaire inférieure.* — Rien.

Expérience XVI.

(Maternité.)

17 *décembre*. Enfant de la femme C...
Garçon né le 7 décembre à terme.
Dernières règles du 21 au 24 février 1878.
Sommet en OIGA.
Au moment de la naissance :
Poids : 3,450 grammes.
Longueur : 0,50 centimètres.
Diamètre de la tête :

Bipariétal.....................	95	millimètres.
Occipito-mentonnier............	140	—
Occipito-frontal................	120	—
Sous-occipito-bregmatique......	95	—

Mort de péritonite le 16 décembre.
Il a donc vécu 9 jours.
Actuellement : Poids, 3,125 grammes.
Longueur, 0,51 centimètres.
Tête très-ossifiée. Chevauchement des sutures.
Diamètres de la tête :

Bipariétal.....................	94	millimètres.
Bitemporal.....................	78	—
Occipito mentonnier............	137	—
Sous-occipito-bregmatique:.....	102	—

La distance qui sépare la naissance de la suture fronto-pariétale de la partie la plus reculée de l'occipital mesure, la tête étant défléchie, 86 millim., la tête étant bien fléchie, 60 millim.

La distance qui sépare la bosse pariétale de la partie la plus reculée de l'occipital mesure, la tête défléhie, 42 millim.; la tête très-fortement fléchie, 60 millim.

L'enfant a été plongé pendant une heure et demie dans un bain tiède.

Bassin de bronze. Damètre sacro-pubien, 75 *millim.* — Nous fixons un lien à la base du cou, nous passons une forte corde à cheval sur le corps du maxillaire de façon à remplacer le mieux possible les doigts introduits dans la bouche.

Puis nous plaçons la tête dernière au-dessus du détroit, l'occiput à gauche.

Nous faisons d'abord une traction de 40 kilos sur le cou sans amener d'engagement.

Nous tirons alors sur le maxillaire ; nous exerçons pendant deux minutes une traction de 22 kilos dirigée très en arrière. En même temps nous faisons sur la région frontale une pression de 4 à 5 kilogrammes.

Nous entraînons ainsi la tête dans l'excavation. Pour traverser le détroit elle s'est fortement inclinée, la suture sagittale est à 45 millim. du promontoire et à 40 millim seulement de la symphyse.

Maxillaire inférieur. Aucune lésion.

Pariétal droit. Enfoncement très-marqué analogue comme forme et comme siége à celui que nous avons déjà signalé.

Pas de fracture.

Pas d'altérations des méninges ni du cerveau.

Pour fracturer le maxillaire inférieur, il faut une traction de 28 kilos. Nous trouvons alors une disjonction de la symphyse du menton.

Expérience XVII.

(Maternité.)

17 *décembre*. — La nommée B...., entre à la Maternité le 17 décembre, à 10 heures du matin. Elle n'a pas eu d'accouchement à terme, un avortement à 6 mois, sans cause connue.

Elle est petite et porte des traces de rachitisme. Son bassin est vicié : *le diamètre sacro-sous-pubien mesure* 98 *millim.*

Elle ne peut dire l'époque de ses dernières règles, mais elle se croit à terme.

Les premières douleurs se sont déclarées vers 2 heures du matin. Au moment de son entrée à la Maternité, la dilatation est complète. L'enfant se présente par le sommet en OIGA. A 11 heures 30 m., on rompt les membranes et une anse du cordon fait procidence. On appelle M. Lucas-Championnière qui, trouvant l'enfant mort à midi, pratique immédiatement la crâniotomie et la céphalotripsie.

Il extrait une fille à terme du poids de 2870 gr., sans la substance cérébrale. Longueur totale : 0,52 cm.

Tractions exercées sur le maxillaire inférieur au moyen d'un large ruban. La tête étant immobilisée, j'élève progressivement la traction à 25 kilos, j'entends alors un craquement et je m'arrête.

Disjonction incomplète de la symphyse du menton, et de plus, arrachement du condyle droit.

Expérience XVIII.

(Maternité.)

20 *décembre*. — Enfant de la nommée D...., accouchée le 18 décembre. Les dernières règles dataient du 14 décembre 1877.

Cet enfant n'est pas gros, mais sa tête est très-ossifiée et volumineuse. Elle a été très-déformée pendant le travail qui a duré 40 heures.

Les diamètres que nous trouvons sur la feuille d'accouchement sont les suivants :

Bi-pariétal...............	100	millimètres.
Occipito-mentonnier	150	—
Occipito-frontal	140	—
Sous-occipito-bregmatique.	130	—

Fille née en état de mort apparente, ranimée, morte 20 heures après.

Nous l'avons plongée dans un bain chaud pendant une heure. Longueur : 0,51 cm. Poids : 2700 gr.

Bi-pariétal...............	93	millimètres.
Bi-temporal..............	80	—
Occipito-mentonnier	133	—
Occipito-frontal...........	116	—
Sous-occipito-bregmatique.	100	—

Tête très-peu dépressible.

En comprimant fortement, entre le pouce et l'index, de chaque côté, le long de la suture fronto-pariétale, au niveau de l'intersection de cette suture avec l'arête qui sépare les deux plans du pariétal, nous pouvons réduire le diamètre transversal à 78 millim.

Le plan tangent à l'occiput est distant de la bosse pariétale, la tête étant défléchie, de 43 millimètres, la tête étant bien fléchie, de 48 millimètres.

Ce même plan est distant de la suture fronto-pariétale, la tête étant défléchie, de 80 millimètres, la tête étant bien fléchie, de 55 millimètres.

Nous employons dans cette expérience ainsi que dans la suivante le *bassin de la femme Guyon* dont la description détaillée se trouve dans l'observation II (pl. IV). Nous rappelons seulement ici les principaux diamètres du bassin qui était revêtu de ses parties molles au moment où nous avons fait ces deux expériences.

Diamètres du détroit supérieur :

Diamètre sacro-pubien minimum...	77	millimètres.
— sacro-sus-pubien........	80	—
— sacro-sous-pubien.......	95	—
— transverse..............	130	—
— oblique droit...........	124	—
— oblique gauche..........	123	—

Diamètres du détroit inférieur :

Diamètre transverse..............	107	—
— antéro-postérieur........	88	—
— — —, la pointe du coccyx relevée..................	110	—
Hauteur de l'excavation sur la ligne médiane du sacrum..................	95	—

La distance du milieu du promontoire à l'éminence ilio-pectinée est :

Pour le côté droit de.........	74	millimètres.
Pour le côté gauche de.......	62	—

C'est donc en se plaçant dans le diamètre oblique droit que la tête passera le plus facilement dans ce bassin.

Nous laissons tomber la tête dernière au-dessus de ce bassin : elle touche de toutes parts, l'occiput est dirigé à droite. L'oreille postérieure descend beaucoup plus que l'antérieure ; le bord alvéolaire supérieur appuie sur le bord du psoas gauche ; l'occiput repose sur la crête pectinéale droite par un point situé à 2 centim. au-dessus de sa pointe : il déborde le pourtour du détroit et surmonte la fosse iliaque.

Des tractions assez vigoureuses faites sur le tronc aussi en arrière que possible ne font pas descendre la tête ainsi défléchie.

Nous la fléchissons avec deux doigts profondément introduits dans la bouche, et avec une force qui ne dépasse pas 10 à 12 kil. nous l'amenons dans l'excavation. Elle exécute dans sa descente exactement les mouvements que nous avons observés sur les bassins artificiels ou naturels dépourvus de parties molles, c'est-à-dire que *l'occiput tournant en avant*, le bord antérieur du pariétal postérieur se met en rapport avec la partie la plus saillante du promontoire. De plus, la partie postérieure de la tête qui descendait la première, s'arrête quand la bosse pariétale se trouve au-dessus du détroit et la partie antérieure bascule alors sous la symphyse, la tête plongeant très en arrière dans la concavité du sacrum.

Nous replaçons la même tête au-dessus du détroit, *l'occiput à gauche*. Des tractions sur le tronc amènent un mouvement de rotation, *l'occiput se plaçant beaucoup plus en avant* que lorsqu'il était à droite. La suture sagittale est parallèle au diamètre oblique gauche. Les tractions sur le cou restant modérées, la tête défléchie ne descend pas. L'oreille postérieure est beaucoup plus engagée que l'antérieure. L'os malaire gauche butte contre la branche horizontale du pubis droit; l'occiput déborde largement l'ouverture du détroit au-dessus de la fosse iliaque.

La tête est fléchie avec un doigt dans la bouche, mais nous n'exerçons sur la mâchoire qu'une traction insignifiante.

Un sac *de plomb de* 10 *kilos* placé sur le front amène la tête dans l'excavation.

Elle s'est aplatie et légèrement déformée pour passer, mais elle est revenue sans malaxation à ses dimensions et à sa forme primitives.

Nous faisons ensuite sur cette même tête saisie au-dessus du détroit supérieur une application du forceps de M. Tarnier. Nous déployons une force de plus de 70 kilos sans la faire descendre.

Maxillaire inférieur. — Aucune lésion.

Pariétaux. — Aucune fracture après ces violences exercées avec le forceps.

Nous tirons sur le maxillaire au moyen d'une corde volumineuse que nous avons passée à cheval au-dessus, à travers la région sus-hyoïdienne. Quand la traction atteint 25 kilogrammes, nous entendons un craquement; *il y a un arrachement du condyle gauche.* Il faut une traction de 50 kilos sur les épaules pour déterminer une disjonction entre l'atlas et l'axis.

La dure-mère rachidienne est déchirée, la moelle fait hernie à travers une rupture de la pie-mère.

Expérience XIX.

(Maternité.)

20 *décembre.* — Enfant de la nommée Marie E... Dernières règles du 7 au 10 mars. Accouchement le 9 décembre. Fille peu volumineuse du poids de 2,700 grammes. Longueur : 0,49 centim. A terme ou bien près du terme.

Morte le 19 décembre : a donc vécu 10 jours.

Tête bien ossifiée, mais souple, dont les principaux diamètres sont:

Bi-pariétal	90	millimètres.
Bi-temporal	81	—
Occipito-mentonnier	127	—
Occipito-frontal	109	—
Sous-occipito-bregmatique	91	—

Bassin naturel.— Le même que dans l'expérience précédente, revêtu de ses parties molles.

Nous rappelons que le *diamètre minimum est de 77 millim.*

Nous laissons tomber la tête dernière au-dessus de ce bassin. Quand nous plaçons l'occiput à droite, la suture sagittale reste transversalement dirigée; l'oreille postérieure descend plus bas que l'antérieure, la tête reste défléchie.

Si l'occiput est à gauche, l'engagement se fait un peu différemment : l'occiput *tourne en avant*, la suture sagittale est parallèle au diamètre oblique gauche, légère flexion spontanée.

L'occiput étant à gauche, nous fléchissons la tête avec deux doigts dans la bouche. La bosse pariétale postérieure se loge dans l'espace vide qui se trouve entre la partie latérale gauche du promontoire et le bord interne du psoas. La suture fronto-pariétale répond au milieu du promontoire.

La bosse pariétale antérieure répond au milieu de la courbe que forme l'ouverture du détroit supérieur entre la symphyse pubienne et le bord interne du psoas au point où celui-ci passe sur la branche horizontale du pubis droit.

De très-faibles tractions sur le maxillaire font descendre la tête ; celle-ci reste inclinée sur sa moitié postérieure jusqu'au moment où la bosse pariétale arrive au niveau du détroit supérieur. Elle se redresse alors, sa moitié antérieure bascule derrière le pubis en tournant autour du promontoire, la bosse pariétale descendant la première.

Nous pouvons enclaver la tête dans l'excavation en la laissant se défléchir; l'arcade alvéolaire supérieure s'accroche sur l'épine ischiatique, tandis que l'occiput s'appuie sur le bord du détroit supérieur, les tractions ne produisent aucun résultat. Il suffit pour dégager de repousser en haut l'occiput, de fléchir la tête avec un doigt dans la bouche et de ramener la nuque sous la symphyse.

Aucune difficulté au passage du détroit inférieur.

Par une application du forceps de M. Tarnier, nous extrayons la tête avec une traction de 18 kilogrammes.

Maxillaire inférieur. Aucune lésion. Pariétaux. Aucune fracture. Pas d'enfoncement notable.

Tractions sur le maxillaire au moyen d'un large lien; quand elles atteignent 36 kilos, nous entendons un craquement. Il y a un arrachement du condyle gauche.

Une traction de 40 kilos sur les épaules ne détermine aucune lésion de la colonne vertébrale.

Expérience XX.

(Maternité.)

20 *décembre.* — Enfant de la nommée D... Fille née le 18 décembre à terme, a vécu 20 heures.

Longueur : 0,51 cent.

Poids : 2,700 gr.

Nous l'avons plongée dans un bain chaud pendant une heure.

Tête très-ossifiée, les diamètres sont :

Bipariétal.................	93	millimètres.
Bitemporal................	80	—
Occipito-mentonnier........	133	—
Occipito-frontal...........	116	—
Sous-occipito-bregmatique..	100	—

Bassin naturel. Diamètre sacro-pubien, 67 *millim.* — Nous plaçons la tête dernière, l'occiput à gauche, au-dessus du détroit supérieur. C'est en vain que nous essayons de fléchir la tête avec deux doigts dans la bouche, la face se présente au diamètre sacro-pubien à peu près suivant son diamètre bimalaire, long de 75 millim. et irréductible. L'os malaire gauche reste fixé au-dessus de la symphyse. La partie la plus saillante de la pommette droite est à 15 millim. à droite de la ligne médiane qui répond à l'arcade zygomatique. Il est impossible de fléchir la tête.

Des tractions de 50 à 55 kilogr. sur le cou amènent une disjonction entre l'atlas et l'axis et une fracture du corps de l'axis.

La moelle et ses enveloppes sont déchirées.

Pas de fracture des pariétaux.

Pas de lésion du maxillaire inférieur sur lequel nous avons exercé une traction de 22 kilogrammes.

La tête n'a pu être extraite.

Expérience XXI.

(Maternité.)

24 *décembre*. — Enfant de la nommée T... Dernières règles du 15 au 19 mars 1878.

Accouchement 14 décembre.

Bien près du terme ou *à terme*.

Garçon du poids de 2,965 grammes.

Longueur : 0,48 cent.

Mort le 23 décembre, a donc vécu 9 jours.

Tête très-ossifiée, très-peu réductible, dont les principaux diamètres mesurent :

Bipariétal................	93	millimètres.
Bitemporal................	82	—
Occipito-mentonnier.......	126	—
Occipito-frontal..........	115	—
Sous-occipito-bregmatique..	97	—

La distance qui sépare la partie la plus saillante de l'occipital de la naissance de la suture fronto-pariétale est de 80 millim., la tête étant fortement fléchie, et de 93 millim., la tête étant défléchie.

1° *Bassin de bronze. Diamètre sacro-pubien*, 83 *millim.* — La tête est placée dernière au-dessus du détroit supérieur, l'occiput à gauche. L'oreille postérieure descend 1 centimètre plus bas que l'antérieure.

Tractions sur le cou au moyen d'une corde nouée en avant.

L'occiput ne touchant pas le rebord du détroit, la tête ne se fléchit pas, elle reste droite et tombe dans l'excavation sous l'effort d'un traction faite dans l'axe, continue, de 13 à 14 kilos.

Le pariétal droit est légèrement déprimé, sa partie antérieure s'est enfoncée *sous le bord correspondant du frontal.*

2° *Nous rétrécissons le bassin de* 3 *millim.* — *Diamètre sacro-pubien,* 80 *millim.* — Nous tirons sur le maxillaire au moyen d'un large ruban en même temps que nous repoussons en arrière la partie latérale du cou. La tête franchit le détroit sous un effort de 6 à 7 kilogrammes.

3° *Bassin naturel. Diamètre sacro-pubien,* 67 *millim.* — Tête dernière non fléchie, occiput à gauche. Une traction sur le cou portée progressivement jusqu'à 50 kilos ne fait pas descendre la tête et l'engage à peine.

La repoussant un peu en haut, nous la fléchissons fortement en tirant sur le maxillaire à l'aide d'un large ruban. Nous exerçons à la fois sur le maxillaire une traction de 10 kilos et sur le cou une traction de 20 kilogrammes. La tête descend d'abord, puis s'arrête : les bosses pariétales étant restées presque sur la ligne médiane et la postérieure se trouvant arrêtée par la saillie des corps vertébraux, au-dessus du plan du détroit supérieur.

Nous faisons mettre le bassin sur son côté gauche, nous tirons alors beaucoup plus à notre aise très en arrière. La tête franchit le détroit ; nos tractions ont atteint 22 kilogrammes sur le cou et 18 kilos sur le maxillaire.

Pariétal droit. — Il est profondément déprimé. Enfoncement en forme de coin. Petit trait de fracture oblique en bas et en avant, partant du sommet de l'enfoncement.

Maxillaire inférieur. — Aucune lésion. Pour le fracturer il faut une traction de 35 kilos. Arrachement du condyle gauche.

Colonne vertébrale. — Elle a subi une traction de 50 kilos.

Disjonction entre la 3° et la 4° vertèbre cervicale. Le disque cartilagineux qui les réunit est en grande partie arraché et séparé du corps de ces deux vertèbres.

Les enveloppes de la moelle sont intactes.

OBSERVATIONS

Observation I (personnelle).

Bassin rachitique. Diamètre promonto-sous-pubien, 90 millim. Accouchement prématuré provoqué. Présentation du siége. Extraction difficile. Pression abdominale combinée, avec traction. Enfant mort.

Joret, femme Regnault, 37 ans, entre à la Maternité le 18 septembre 1878. Elle a commencé à marcher de bonne heure, mais sa première enfance a été très-maladive ; elle a eu le carreau et fut retenue au lit pendant plusieurs mois. Sa taille est très-petite; la face est légèrement asymétrique, le côté droit est aplati, les yeux sont saillants. Les dents sont longues, déchaussées, séparées en deux étages par un sillon, la partie qui touche à la gencive est crénelée. Ces particularités sont marquées surtout à la mâchoire supérieure.

Les courbures normales de la colonne vertébrale sont modifiées : d'une manière générale, elles sont effacées. La convexité dorsale a disparu, la concavité lombaire est remplacée par une légère convexité.

Le sacrum est droit. Pas de déviation latérale.

Les membres inférieurs sont très-courts; les fémurs présentent une convexité antéro-externe, le gauche surtout.

Les tibias, principalement le droit, sont également courbés.

Au toucher on arrive facilement sur l'angle sacro-vertébral ; la première pièce du sacrum n'est pas accessible. *Le diamètre promonto-sous-pubien est de* 90 *mill.* La symphyse est épaisse. Les diamètres transverses du bassin ne paraissent pas rétrécis.

La santé de cette femme est généralement bonne.

Première apparition des règles à 17 ans; assez irrégulièrement réglée, elle perd 3 jours, peu abondamment.

Elle est accouchée deux fois déjà à la Maternité.

La première fois, le 3 mars 1875, au terme de 8 mois 1/2. Après un travail qui avait duré 39 heures, M. Polaillon essaya de terminer l'accouchement avec le forceps, mais il dut recourir à la crâniotomie et à la céphalotripsie. L'enfant du sexe féminin présentait le sommet en OIGA et pesait sans la substance cérébrale 2,200 gr. Joret partit en bon état le 11 mars.

La deuxième fois elle était à terme : les dernières règles étant survenues du 16 au 22 mai 1875. Elle accoucha le 21 février 1876.

Après un travail de 10 heures, la dilatation étant complète, l'enfant présentant le sommet en OIDP, variété frontale avec procidence du cordon et du bras droit, M. Polaillon perfora le crâne, puis appliqua à deux reprises le céphalotribe qui glissa. Le bras était resté appliqué contre la tête ; celle-ci fut extraite avec le forceps de M. Stoltz. Garçon du poids de 2,800 gr., sans la substance cérébrale. Joret se rétablit promptement.

Elle est donc actuellement enceinte pour la troisième fois.

Les dernières règles sont venues du 1er au 5 janvier. Le 18 septembre elle est donc grosse de 8 mois environ.

L'utérus remplit l'abdomen. Le palper permet de faire le diagnostic de la position de l'enfant. La tête ballotte dans l'hypochondre droit, le dos est tourné en avant et à gauche.

L'auscultation fait entendre les doubles pulsations fœtales : le maximum de ces bruits siége à 4 centim. à gauche de la ligne médiane, à 4 travers de doigt au-dessus de la cicatrice ombilicale.

Le 20 septembre, à 1 heure après midi, M. Tarnier place un dilatateur intra-utérin. Le col était mou et se laissa sans aucune difficulté traverser par l'instrument. On poussa dans l'ampoule 50 grammes d'eau tiède. Dans l'après-midi quelques douleurs de reins. A 6 h. 40 du soir, frisson assez violent suivi d'une transpiration abondante. Contractions peu douloureuses, irrégulières. A 8 h. 30 du soir, on sent le ballon qui arrive jusqu'à l'orifice externe, dans lequel il commence à s'insinuer : orifice de la largeur d'une pièce de 50 centimes.

La journée du 21 septembre se passe sans incident : pas de douleurs ; le col est très-ramolli, souple, en grande partie effacé ; mais la dilatation de l'orifice externe est, le soir de ce jour, la même qu'il y a 24 heures. Pouls 72. Transpiration abondante. Le ballon est toujours en place.

Dans la nuit du 21 au 22 septembre à minuit 15, les douleurs apparaissent fréquentes et régulières.

A midi, M. Tarnier retire le ballon qui est tombé dans le vagin. A ce moment la dilatation est grande comme une pièce de 5 francs; mais le col se referme, les contractions devenant moins fréquentes, et à 3 heures de l'après-midi l'orifice a la largeur d'une pièce de 1 franc. A 3 heures 20 du soir, les membranes se rompent spontanément. A partir de ce moment, le travail reprend avec une activité nouvelle. A 5 heures, la dilatation est complète; le siége s'engage rapidement et le membre inférieur droit se dégage complétement. Mais malgré des contractions énergiques au bout d'une heure l'expulsion n'a pas fait de progrès. On tire alors sur le tronc et l'on extrait sans difficulté le tronc et les épaules, mais la tête reste arrêtée au niveau du détroit supérieur. Un aide fléchissant la tête avec un doigt dans la bouche tire sur le cou, pendant qu'avec les deux mains je presse énergiquement sur la tête à travers la paroi abdominale. La tête s'est bien engagée, mais nous ne pouvons l'amener dans l'excavation. L'enfant fait des efforts inspiratoires, ses membres sont agités de mouvements convulsifs. Le cordon battant encore je tente sans succès une application de forceps.

M. Tarnier arrive à 8 h. 30 du soir, c'est-à-dire une heure et demie après. Il fléchit fortement la tête avec deux doigts dans la bouche et tire vigoureusement à la fois sur la mâchoire et sur le cou, pendant que je presse moi-même avec les deux mains appliquées au-dessus du pubis. La tête franchit brusquement le détroit et est extraite immédiatement. Elle porte un enfoncement considérable de la partie antérieure du pariétal droit et de la partie voisine du frontal.

Les suites de couches furent des plus naturelles.

Joret partit en bon état le 10e jour.

Enfant du sexe féminin du poids de 2,800 gr.

Longueur totale : 0,49 centim.

Les principaux diamètres de la tête sont les suivants :

Bipariétal..................	82	millimètres.
Bitemporal................	75	—
Occipito-mentonnier........	120	—
Occipito-frontal	110	—
Sous-occipito-bregmatique ..	90	—

Séance tenante, M. Tarnier fait avec ce petit cadavre les expériences suivantes *dans le bassin en bronze* dont nous avons donné la description.

Je recopie textuellement le registre sur lequel elles sont consignées.

Bassin artificiel de 65 *mill.*

Enfant se présentant par le sommet. Il passe avec des pressions modérées.

Enfant placé en présentation du siége. La tête passe avec des tractions moyennes. Elle passe très-facilement quand à ces tractions on ajoute des pressions faites de haut en bas.

Enfant placé en présentation du sommet, application du forceps de M. Tarnier. Extraction impossible même avec des tractions énergiques. On cesse la pression faite avec la cuiller du forceps, en relâchant la vis ; on cesse en même temps les tractions, et en pressant la tête de haut en bas au-dessus des pubis on lui fait franchir facilement le détroit supérieur.

Enfant placé en présentation du siége, le tronc expulsé, la tête au détroit supérieur, l'occiput à droite, le menton à gauche. Quand on tire directement en bas, sur le tronc, en le portant vers la cuisse droite, l'extraction est possible mais difficile. Si, au contraire, on porte le tronc de l'enfant vers la cuisse gauche de la femme, c'est-à-dire du côté où se trouve le menton de l'enfant, l'extraction est beaucoup plus facile.

Il est bien entendu que dans ces deux dernières expériences, l'une des mains tirait sur le menton, pendant que l'autre main tirait sur les épaules.

Si cette femme revient accoucher à la Maternité, conclut M. Tarnier, il faut provoquer l'accouchement 8 mois après la dernière époque des règles et faire venir l'enfant par le siége.

Autopsie de l'enfant. Les os du crâne ne présentent pas de fracture, mais nous trouvons sous le cuir chevelu une ecchymose correspondant à l'enfoncement qui existait au moment de la naissance sur le pariétal et le frontal du côté droit.

La dure-mère n'est pas décollée ; il n'y a pas d'hémorrhagie méningée.

Rien à noter dans les divers organes.

Réflexion. — Il n'est pas douteux pour nous que si M. Tarnier eût assisté cette femme au moment des premières tentatives d'extraction, il aurait mis au monde un enfant vivant. Nous n'avons pas osé tirer avec la force nécessaire et surtout nous ne savions pas à ce moment comment il faut, dans ces cas, diriger les tractions.

Nous rappelons que chez cette femme les deux premiers accouchements, dont l'un, au moins, amena un enfant plus petit que celui-ci, se terminèrent par la céphalotripsie.

Observation II (personnelle).

Bassin rachitique. Diamètre promonto-sous-pubien, 95 millimètres. Accouchement prématuré. Présentation du siége avec procidence d'un bras. — Extraction de la tête par pression abdominale combinée avec traction. Péritonite. Mort. Autopsie. Enfant né vivant, mort au bout de quelques heures.

Guyon (Eugénie), 22 ans, primipare, entre à la Maternité le 14 octobre 1878.

Elle marchait depuis quelques mois, lorsque vers le commencement de sa deuxième année elle fut nouée et pendant cinq ans dans l'impossibilité de se tenir sur ses jambes. Le rachitisme a partout laissé des traces sur son squelette

Sa taille est très-petite et ne mesure que 1 m. 38 c.

La face est asymétrique : saillie des pommettes très-marquée. Les dents sont divisées dans leur hauteur par un sillon transversal qui sépare du reste de la dent le tiers libre. Ce sillon est surtout apparent sur les incisives de la mâchoire inférieure ; de plus, ces dents présentent des cannelures verticales.

Déviation latérale de la colonne vertébrale à convexité tournée à gauche dans la région dorsale, à convexité dirigée du côté droit au contraire dans la région lombo-sacrée. De plus, ensellure prononcée. Le sacrum est redressé.

Les fémurs sont très-petits et présentent une convexité antéro-externe très-prononcée. Le tibia gauche surtout est arqué.

Les mains sont longues, les articulations des phalanges entre elles sont volumineuses.

L'angle sacro-vertébral est élevé, il forme dans le vagin une saillie aiguë.

Le diamètre promonto-sous-pubien, mesuré à plusieurs reprises par M. Tarnier, a une longueur de 95 *millimètres*.

La symphyse est épaissie et mesure à peu près 5 centimètres de hauteur.

Je crois que le diamètre utile a de 75 à 80 millimètres d'étendue.

Cette femme jouit d'une assez bonne santé. Elle fut réglée pour la première fois à l'âge de 20 ans et, depuis ce moment, perd du sang chaque mois pendant 6 à 5 jours abondamment. Elle n'est pas sujette aux rhumes ; cependant, sa respiration est difficile. Les pommettes sont constamment rouges. Nous ne trouvons aucune lésion dans la poitrine. Rien au cœur.

Elle est enceinte pour la première fois.

Les dernières règles sont apparues du 4 au 8 avril 1878. Aujourd'hui, 15 octobre, elle est donc enceinte de 6 mois environ.

Jusqu'à présent, à part quelques vomissements alimentaires dans le courant du mois de mars et quelques épistaxis, sa grossesse n'a présenté aucun accident. L'appétit est considérable.

A partir du 1er août elle a senti remuer.

L'utérus est légèrement incliné à droite. Il remonte sur la ligne médiane à 28 centimètres au-dessus du bord supérieur du pubis. L'ombilic est à 16 centimètres au-dessus de ce bord.

Le fœtus est extrêmement mobile. On sent très-nettement la tête au-dessus du détroit supérieur, mais elle reste comme suspendue à 2 ou 3 centimètres au-dessus du bord de cet orifice sur lequel elle ne repose pas.

Les bruits du cœur fœtal s'entendent très-nettement un peu au-dessus du pli de l'aine du côté gauche.

15 *novembre*. Elle est enceinte d'environ 7 mois. La tête repose sur l'ouverture du détroit supérieur. Le dos est à gauche. Le fœtus est en position gauche transversale. Les bruits du cœur ont leur maximum plus en arrière que dans les positions gauches antérieures et au-dessus d'une horizontale passant par l'ombilic.

Le museau de tanche est élevé, très-petit, mou ; la saillie qu'il forme au fond du vagin est entourée d'une dépression circulaire. C'est que l'excavation est vide, le segment inférieur de l'utérus est maintenu au-dessus du détroit supérieur. L'orifice externe est absolument fermé.

5 *décembre*. Le fœtus a évolué. La tête se cache profondément sous l'appendice xiphoïde. Le siége repose sur l'orifice supérieur

du petit bassin et sur la fosse iliaque droite. Le dos est en avant et à gauche.

Les battements du cœur s'entendent très-haut vers le fond de l'utérus.

10 *décembre*. La tête fœtale est en bas, le dos à droite et en arrière. Les bruits du cœur sont entendus à droite et un peu au-dessus de l'ombilic.

L'utérus remplit complétement l'abdomen et s'engage sous l'appendice xiphoïde.

12 *décembre*. La tête fœtale est au fond de l'utérus profondément cachée sous l'appendice xiphoïde, un peu à gauche de la ligne médiane. Le dos est à droite. On entend le maximum des bruits du cœur au fond de l'utérus et à droite.

Guyon est très-enrhumée du cerveau ce matin, elle a un peu de fièvre et se trouve très-mal à l'aise. Rien dans la poitrine. Aucune douleur ni dans les reins ni dans le ventre. Aucune sensibilité du ventre.

14 *décembre*. Elle continue à tousser beaucoup, elle n'a plus d'appétit et ne se sent pas bien. Quelques râles disséminés dans la poitrine. La respiration me paraît mécaniquement gênée par le développement de l'utérus dans un espace trop restreint.

Le ventre n'est pas sensible. P. 120.

15 *décembre*. On devait aujourd'hui même introduire dans l'utérus un dilatateur pour provoquer l'accouchement. Elle est actuellement enceinte de 8 mois environ.

Elle a souffert toute la nuit. Ce matin le col est effacé, l'orifice externe est entr'ouvert. Pendant les contractions, on sent les membranes qui pressent sur un orifice de la largeur d'une pièce de 50 centimes.

Le segment inférieur n'est pas engagé dans l'excavation.

Peau chaude, fièvre assez vive. P. 120.

16 *décembre*. A 3 heures du matin les membranes se rompent, on fait monter Guyon à la salle d'accouchement. La main droite est descendue dans le vagin, ce qui fait croire à une présentation de l'épaule.

On me fait prévenir. L'orifice a les dimensions d'une pièce de 5 francs ; le bras droit descend le long de la colonne vertébrale à droite ; on sent de plus la fesse gauche en avant au-dessus de la symphyse pubienne, et en portant le doigt très-haut et à gauche on rencontre l'anus. Nous avons affaire à une présentation du siége; le dos est à gauche et tourné directement vers le côté gauche.

Le sacrum est incliné en arrière. De plus, il y a procidence du bras droit.

A 11 heures 30 du matin, MM. Tarnier et Lucas-Championnière arrivent ensemble. Jugeant la dilatation suffisante, ils se décident à terminer l'accouchement. Le travail dure depuis 36 heures environ et la parturiente est très-épuisée. Elle a toujours une fièvre vive et de l'anxiété respiratoire.

M. Lucas-Championnière introduit la main dans la cavité utérine et sans grande difficulté amène le pied droit à la vulve. L'extraction du tronc est assez pénible. Le bras droit relevé est dégagé en arrière et se brise. Le dégagement du bras gauche est facile. L'extrémité céphalique reste arrêtée au niveau du détroit supérieur, l'occiput dirigé à gauche.

M. Lucas-Championnière la fléchit avec deux doigts introduits dans la bouche et exerce des tractions sur la base du cou en même temps que M. Tarnier et moi nous pressons sur la tête au-dessus du pubis, surtout du côté droit où se trouve le front. Nous sentons parfaitement la tête descendre sous nos mains. Elle tombe brusquement dans l'excavation d'où elle est extraite sans aucune difficulté. M. Tarnier dit à ce moment que sans les pressions exercées sur la paroi abdominale on n'aurait pas eu l'enfant.

L'enfant est une fille assez volumineuse.

Au moment de la naissance, les battements du cœur sont forts et réguliers, mais la respiration ne s'établit pas spontanément.

Sur la partie antéro-inférieure du pariétal droit il y a un enfoncement profond dans le point qui correspondait à l'angle sacro-vertébral.

Nous faisons pendant 10 minutes l'insufflation avec le tube du Dr Ribemont, mais sans amener une seule inspiration spontanée. Par quelques malaxations nous faisons alors disparaître la déformation du crâne. Aussitôt après la respiration s'établit et devient régulière. Cris vigoureux.

Poids de l'enfant : 2,615 grammes.

Longueur totale : 0,46 centim.

Diamètres de la tête :

Bipariétal................. 85 millimètres.

Bitemporal............... 76 —

Bimastoïdien.............	65	—
Occipito-mentonnier	125	—
Occipito-frontal...........	110	—
Sous-occipito-bregmatique..	90	—

Cet enfant meurt dans la nuit du 17 au 18 décembre, c'est-à-dire trente-six heures après sa naissance. Il s'est peu à peu refroidi malgré les moyens artificiels qu'on a employés pour le réchauffer.

A l'*autopsie* faite le 18 dans la matinée, nous ne trouvons aucune lésion des os du crâne. Une ecchymose assez étendue, siégeant sous le cuir chevelu, occupe la région qui était enfoncée au moment de la naissance.

A la surface du cerveau, pas même de suffusion sanguine. Aucune altération de la pulpe cérébrale. Rien du côté du bulbe. Rien non plus du côté de la colonne vertébrale ou de la moelle.

Cœur sain.

Poumons. Leur coloration générale est violette, presque noire ; au niveau des bases ils ne présentent pas de trace d'emphysème ; leur tissu surnage dans toutes ses parties. Du côté droit, dans la scissure qui sépare le lobe moyen du lobe supérieur, sous la plèvre, il y a plusieurs taches blanchâtres qui seront examinées au microscope. A la coupe, le tissu pulmonaire est noirâtre, gorgé de sang.

Le *larynx* est parfaitement sain.

Humérus droit. — Fracture complète de la diaphyse de l'os sur le milieu de sa longueur. De plus, disjonction de l'épiphyse supérieure.

Les autres organes ne présentent pas d'altération.

Suites de couches. — Revenons à notre accouchée.

La délivrance se fait spontanément quelques minutes après l'extraction du fœtus. Il n'y a rien eu d'anormal dans la quantité de sang qui s'est écoulée.

Je revois Guyon une heure après l'accouchement, elle se plaint que son ventre soit légèrement douloureux.

La peau est chaude. Pouls 126.

Le 17 *novembre.* A 7 heures du matin, elle passe dans le service de M. Hervieux. Mon excellent collègue et ami Blin me communique sur elle la note suivante :

17 *décembre matin.* A eu dans la nuit de petits frissons ; vomissements verdâtres. Face pâle, traits tirés. Ventre extrêmement ballonné, légèrement douloureux. Langue blanche, soif vive.

T. 38,4. Pouls très-petit 132.

La malade urine bien. Lochies fétides.

Ventouses scarifiées sur toute la surface du ventre, 2 verres d'eau de Sedlitz. Potion cordiale avec extrait de quinquina 4 grammes.

Soir. T. 38 ; P. 144.

Même état du ventre. Vomissements persistants. Lavement purgatif. Vésicatoire. Eau de Seltz et glace.

18 *décembre matin.* Même état. Refroidissement des extrémités. Face grippée. Ventre peu douloureux mais extrêmement ballonné. La malade vomit dès qu'elle prend le moindre liquide.

Toniques et glace.

Soir. T. 37,8 ; P. 150. Refroidissement plus marqué. Mort à 11 heures du soir.

Autopsie. — L'autopsie est faite par moi le 20 décembre à 10 heures du matin.

Le ventre est très-ballonné ; les anses intestinales énormément distendues par les gaz s'échappent par l'ouverture que l'on pratique sur la ligne blanche : le péritoine qui recouvre l'intestin aussi bien que celui de la paroi abdominale est légèrement vascularisé ; il est poisseux. Autour de l'utérus, dans le petit bassin, un verre de liquide séro-purulent.

Le cadavre étant couché sur le dos, les corps des deux dernières vertèbres des lombes se dirigent presque verticalement au-dessus du promontoire qui est cependant la partie la plus saillante en avant.

L'utérus remplit l'aire du détroit supérieur sur laquelle il se moule, sauf au niveau de la symphyse sacro-iliaque gauche, où existe derrière l'utérus un vide dans lequel on peut loger le pouce ; au niveau de la symphyse sacro-iliaque droite, cette place est occupée par l'S iliaque.

Le corps de l'utérus dont l'axe est vertical s'élève à 7 centimètres au-dessus du plan du détroit supérieur.

A la surface de l'utérus, au niveau du fond et à droite, vers la face antérieure, existe un relief assez régulièrement arrondi ; cette portion du corps de l'organe est molle, comme fluctuante ; le péritoine a une teinte violacée à ce niveau alors que sur les points voisins il est blanc grisâtre.

Des coupes pratiquées le long des bords de l'organe au niveau de l'insertion du ligament large font voir les vaisseaux lymphatiques gorgés de pus : trois petits ganglions lymphatiques gros comme des lentilles sont également infiltrés de pus concret. On incise la paroi antérieure de l'utérus sur la région médiane de façon à voir l'intérieur de la cavité.

La muqueuse utérine est énormément œdématiée surtout dans la région qui correspond au fond de l'organe, et ressemble absolument au tissu pulmonaire que l'on rencontre autour des cavernes gangréneuses; elle est tremblottante dans la cavité utérine, elle est épaissie, elle acquiert sur une coupe une épaisseur de 2 centimètres au niveau de la partie fluctuante que j'ai signalée plus haut; elle se confond insensiblement en dehors avec la tunique musculaire extrêment ramollie, d'un rouge vineux.

Sur le bord du col et n'intéressant que le col se trouve une déchirure ; elle commence à quelques millimètres au-dessous de l'orifice interne, elle comprend toute l'épaisseur du museau de tanche et descend sur le vagin dans une étendue de 1 centimètre ; elle est profonde dans sa partie supérieure où elle comprend la tunique muqueuse et musculaire dans toute leur épaisseur; sur le vagin elle ne dépasse pas la muqueuse ; dans sa partie la plus large ses bords présentent 3 centimètres d'écartement; il y a en outre quelques éraillures longitudinales qui n'intéressent que la muqueuse du canal cervical.

Les autres organes ne présentent rien qui mérite d'être rapporté.

Réflexion. — Cette plaque gangréneuse qui siégeait au niveau du fond de l'utérus sur la face antérieure et à droite, c'est-à-dire précisément au point où les pressions ont eté exercées au moment de l'extraction de la tête, a-t-elle été produite par cette manœuvre? M. le Dr Tarnier et moi qui avons fait l'expression, nous ne le pensons pas, parceque nous savons avec quelle modération nous avons opéré, mais je ne veux pas cependant omettre d'appeler l'attention sur cette lésion ; celle-ci, bien que rare, a été parfaitement décrite sous le nom de métrite gangréneuse, mais, je le répète, l'expression utérine l'a-t-elle produit dans ce cas? De plus, la brusquerie avec laquelle la tête tomba dans l'excavation n'est-elle pas due en partie à la déchirure du col? M. Lucas-Championnière qui a fait l'extraction pense que l'obstacle à la descente venait en partie de la dilatation incomplète de l'orifice. Mais la résistance principale venait évidemment du bassin osseux : je n'en veux pour preuve que l'enfoncement considérable du pariétal droit qui se trouvait en rapport avec l'angle sacro-vertébal. Quelques malaxations ayant fait disparaître la déformation du crâne, la respiration qui jusqu'alors n'avait pu s'établir devint immédiatement normale et régulière.

Observation III (personnelle).

Bassin vicié. Diamètre promonto-sous-pubien, 85 millim. Version par manœuvres externes. Présentation du siége. Accouchement prématuré provoqué. Extraction manuelle. Expression. Enfant vivant mais non viable. Développement incomplet des poumons.

Avoine (Marie), 33 ans, couturière, entre le 6 mai 1878 à la Maternité dans le service de M. le Dr Tarnier, salle Sainte-Adélaïde, nº 2, où elle est examinée par MM. Tarnier et Pinard.

Elle a marché à 4 ans et demi seulement ; elle porte de nombreuses traces de rachitisme, mais qui sont très-peu accentuées, excepté du côté du bassin.

Le diamètre promonto-sous-pubien mesure 85 millim, et M. Tarnier estime que le diamètre antéro-postérieur du détroit supérieur a tout au plus 70 millim. d'étendue.

Elle est parfaitement réglée depuis l'âge de 15 ans.

Mariée à 28 ans, elle est accouchée à terme le 16 janvier 1875, quatorze mois après son mariage. Elle avait des attaques d'éclampsie. On la porta à l'hôpital des Cliniques, où M. le professeur Depaul termina l'accouchement par la céphalotripsie.

Un an après, le 12 janvier 1876, elle était enceinte de sept mois et deux jours, lorsque M. le professeur Depaul, dans le service de qui elle était entrée de nouveau, provoqua l'accouchement au moyen de cônes d'éponge préparée ; vingt-quatre heures après l'introduction de l'éponge, on pouvait terminer l'accouchement par une application de forceps. L'enfant vécut une heure.

Elle devint enceinte une troisième fois peu de temps après, et le 18 novembre 1879, elle était grosse de sept mois et dix jours environ. M. Depaul provoqua de nouveau l'accouchement au moyen de l'éponge préparée.

Après quarante-huit heures de travail, M. le Dr Martel, alors chef de clinique de M. le professeur Depaul, termina l'accouchement par deux applications de forceps successives. L'enfant vécut 5 jours.

Grossesse actuelle. — Elle est enceinte pour la quatrième fois.— Dernières règles du 16 au 20 décembre 1877.

Elle a éprouvé dans le courant de cette grossesse beaucoup de maux de cœur, des migraines assez violentes et des attaques d'hystérie ; elle n'est pas sujette à ces attaques en dehors de ses grossesses, mais quand elle est enceinte, chaque mois, au retour de l'époque des règles, elle a des attaques de nerfs périodiques.

Elle a senti remuer pour la première fois du 18 au 20 février : à ce moment, les mouvements actifs étaient très-faibles ; mais au commencement de mars ils étaient déjà forts.

Pas de traces d'albumine dans les urines.

Le 16 mai. Le fond de l'utérus remonte à quatre travers de doigts au-dessous de l'appendice xiphoïde.

Le fœtus est très-mobile : la tête est actuellement dans le flanc droit. Le maximum des bruits du cœur est à gauche un peu au-dessus d'une ligne horizontale qui passerait par l'ombilic ; le cœur fœtal bat 138 fois dans une minute. Le dos est dirigé vers le côté gauche.

La portion vaginale du col est ramollie dans toute sa hauteur, mais elle n'a pas diminué de longueur ; on sent derrière la symphyse, à travers le segment inférieur de l'utérus, les membres inférieurs du fœtus qui passent.

Le 25. Elle quitte la Maternité pour quelques jours. M. Tarnier, ayant calculé que le 5 juin elle sera enceinte d'au moins sept mois, lui promet de la faire accoucher à ce moment.

5 juin. Elle est revenue depuis le 1er juin, la tête fœtale étant

dans la fosse iliaque droite, M. Tarnier voulant avoir une présentation du siége, fait sans aucune difficulté la version par manœuvres externes, et nous appliquons la ceinture de M. Pinard ; mais celle-ci est insuffisamment serrée ; d'autre part, la quantité du liquide amniotique est très-considérable et nous constatons, à plusieurs reprises, des changements dans la présentation.

Le même jour, après nous être assurés que la tête fœtale est au fond de l'utérus, nous fixons le fœtus dans sa position avec des bandages de corps et des alèzes roulées. Alors M. Tarnier, vers 11 h. 30 du matin, introduit dans l'utérus, pour provoquer l'accouchement, un ballon dans lequel il injecte 60 grammes d'eau tiède. Deux heures après, apparaissent des contractions utérines douloureuses ; le soir, à 6 heures, les contractions sont très-fortes et reviennent régulièrement tous les quarts d'heure.

Le col est à peu près complétement effacé.

A 11 heures du soir, on constate que le ballon est tombé dans le vagin, on le retire ; l'orifice a les dimensions d'une pièce de cinq francs ; on fait monter Avoine à la salle d'accouchement.

Le 6. A 8 heures du matin, la dilatation est complète, les membranes sont intactes ; on sent dans la poche des eaux une anse de cordon, au niveau de laquelle existent des battements très-nets ; on y sent aussi un pied.

Le ballon avait un diamètre de 4 centimètres et une longueur de 7 centimètres.

A 11 heures et demie du matin, M. Tarnier arrive accompagné de MM. Pinard, Herrgott et Budin : après avoir constaté par le palper que l'enfant se présente par l'extrémité pelvienne en SIDP, il introduit la main dans le vagin, et trouve la dilatation complète, la poche des eaux arrive jusqu'à la vulve ; il ne sent ni le cordon ombilical ni aucune partie fœtale. On porte la patiente au bout de son lit ; M. Tarnier n'ayant pas retiré sa main de la cavité vaginale, rompt les membranes : il s'écoule une quantité considérable de liquide évaluée à un litre et demi, sans qu'aucune partie se présente. Enfin un talon accompagné d'une anse du cordon descend. M. Tarnier se décidant à faire l'extraction à cause de la procidence du cordon, amène le pied gauche hors de la vulve. Des tractions très-modérées dégagent les deux membres inférieurs ; le tronc, puis les épaules sont extraits sans difficultés. Mais la tête ne s'engage pas, elle reste au-dessus du détroit supérieur.

Le Dr Budin et moi, nous exerçons alors des pressions sur l'abdomen de la malade et nous sentons la tête descendre sous nos mains, pendant que M. Tarnier continue à tirer très-modérément sur la base du cou, et finit l'extraction. L'opération avait duré un quart d'heure.

Délivrance naturelle cinq minutes après.

L'enfant, qui pendant le dégagement avait fait quelques mouvements inspiratoires, se met à crier prsque immédiatement après sa naissance.

C'est un garçon qui pèse 1,820 grammes.

Longueur totale du corps : 40 centimètres.

Du sommet à l'ombilic : 0m.23 c.

De l'ombilic aux talons : 0m.17 c.

Les principaux diamètres de sa tête, qui est très-ossifiée, sont les suivants :

Occipito-mentonnier............	115	millimètres.
Occipito-frontal................	104	—
Sous-occipito-bregmatique......	94	—
Bipariétal.....................	85	—
Bitemporal.....................	75	

Au moment de la naissance, on constate un léger aplatissement de la tempe gauche, en avant de l'oreille, produit par la saillie de l'angle sacro-vertébral.

Placenta circulaire pesant 350 grammes.

Circonférence, 0m.49 de longueur.

Diamètre, 0m.14.

Cordon grêle, longueur, 0m.38.

Liquide ammniotique, de couleur citrine.

Quantité évaluée à 2 litres.

L'enfant meurt le 6 juin à 4 heures du soir, la respiration s'étant peu à peu affaiblie. Nous ne trouvons à l'autopsie aucune lésion des os du crâne, aucune lésion des méninges ou des centres nerveux.

Les poumons plongés dans l'eau en masse se soutiennent à peine dans ce liquide.

Les parties supérieures des deux poumons coupées par petits morceaux tombent toutes au fond de l'eau; les deux bases surnagent.

Les parties qui ne surnagent pas ont l'aspect que ce tissu présente chez le fœtus qui n'a pas respiré.

Il y avait évidemment un développement insuffisant des alvéoles pulmonaires.

Un point d'ossification de la grosseur d'une tête d'épingle, de chaque côté, dans l'épiphyse de l'extrémité inférieure des fémurs.

Les testicules sont descendus dans les bourses.

Observation IV (personnelle).

Rachitisme. Diamètre promonto-sous-pubien, 85 millim. Accouchement prématuré provoqué. Présentation du siége. Extraction manuelle. Mort de l'enfant douze heures après la naissance. Fracture du maxillaire inférieur. Fracture du pariétal. Hemorrhagie méningée.

Bellier, veuve Duhel, femme Paris, âgée de 28 ans, entre à la Maternité dans le service de M. le Dr Tarnier le 2 décembre 1878. Sa taille est de 1 mètre 38 centimètres, la colonne vertébrale est légèrement déviée, elle présente une double courbure dont la convexité est dirigée à droite dans la région dorsale, à gauche au contraire dans la région lombaire. Sur le reste du corps on trouve de nombreuses traces de rachitisme. Le diamètre promonto-sous-pubien du bassin, mesuré par M. Tarnier, a tout au plus 85 millimètres de longueur. La symphyse pubienne est très-élevée, très-épaisse et presque droite.

Cette femme a déjà eu 5 enfants. Elle est accouchée la première fois à Saint-Antoine : elle était à terme, l'enfant présentait le sommet. M. Tarnier appelé fit une céphalotripsie.

Les quatre dernières couches se firent à la Maternité ; voici les renseignements que je trouve sur les registres. Le deuxième accouchement eut lieu le 10 janvier 1871, le travail s'était déclaré spontanément, au terme de 8 mois environ : il durait depuis 46 heures lorsque M. Tarnier le termina à l'aide du forceps-scie de Van Huevel, appliqué sur le sommet qui se présentait en OIGA. L'enfant du sexe masculin pesait 2,820 grammes. Les principaux diamètres de sa tête étaient les suivants : OM 135 ; OF 85 ; SOB 95 ; BP 95.

Les suites de couches furent naturelles.

Troisième accouchement le 15 août 1873 : provoqué au terme de

8 mois; les dernières règles datent du 5 au 9 décembre 1872. L'enfant se présentait par l'épaule, en AIG de l'épaule gauche. M. Tarnier fait la version : les bras sont relevés et le dégagement des épaules est pénible, puis la tête résiste aux tractions. Alors M. Tarnier fait la crâniotomie, l'enfant ayant succombé pendant la décussation des bras.

C'était un garçon du poids de 2,250 grammes. Les principaux diamètres de sa tête mesuraient : OM 110 ; OF 100; SOB 80; BP 75.

Les suites de couches furent naturelles.

Quatrième accouchement le 25 mars 1875 : les dernières règles s'étaient montrées du 3 au 7 avril 1874. On provoqua le travail à 7 mois et demi environ.

Sommet OIGA.

M. Polaillon termina l'accouchement par une application de forceps au détroit supérieur : l'enfant du sexe féminin pesait 1,700 grammes; il mourut pendant le travail. Les principaux diamètres de sa tête étaient les suivants : OM 90; OF 70; SOB 60; BP 70.

La mère se rétablit rapidement.

Cinquième accouchement le 27 février 1876 : provoqué au terme de 7 mois; les dernières règles dataient du 18 au 23 juillet 1875.

Sommet OIGA.

M. Polaillon applique le forceps et fait des tractions mécaniques. Avec une force de 30 kilogrammes il amène un garçon du poids de 1,800 grammes qui meurt quelques moments après la naissance. Les principaux diamètres de sa tête sont les suivants : OM 100; OF 80; SOB 80; BP 70. A l'autopsie on trouve une hémorrhagie méningée à l'endroit où le forceps a été appliqué. La mère eut des eschares de la vulve et sortit de la Maternité en bon état.

Nous examinons B... le 3 décembre; elle est enceinte de six mois et demi à sept mois; le ventre est volumineux; le fond de l'utérus remonte à 30 centimètres au-dessus du bord supérieur de la symphyse pubienne. Le fœtus est extrêmement mobile; on sent très-nettement le ballottement céphalique dans le flanc droit.

Le 7. La tête ballotte au-dessus du bord supérieur du pubis.

Le 8. La tête du fœtus est dans le flanc droit, le dos en avant, le siége dans la fosse iliaque gauche. On décide que le lendemain on introduira dans l'utérus l'appareil de M. Tarnier pour provoquer l'accouchement.

Le col est un long canal perméable dans toute son étendue; la pulpe du doigt est serrée au niveau de l'orifice interne, mais arrive jusque sur les membranes. La longueur du canal cervical de l'orifice externe à l'orifice interne mesure exactement 5 centimètres et demi.

Le bassin est rétréci d'avant en arrière dans une étendue de plusieurs centimètres; la face antérieure du sacrum est facilement accessible dans une grande partie de sa hauteur; le diamètre transverse du bassin paraît normal.

Le 9. Dans la matinée, M. Lucas-Championnière introduit dans l'utérus un ballon dans lequel on injecte 90 grammes d'eau tiède; deux heures après apparaissent des contractions utérines qui deviennent de plus en plus fortes et répétées jusqu'à deux heures du matin, le 10 décembre. A partir de ce moment les contractions douloureuses se sont espacées, et à dix heures du matin elles ne reviennent que tous les quarts d'heure et ne sont pas violentes. Le ballon est dans le vagin : il mesure 4 centimètres de diamètre dans sa partie la plus large et 7 centimètres de longueur.

Le col est extrêmement mou, en grande partie effacé, et pendant une contraction je sens les membranes qui bombent à travers l'orifice interne qui a les dimensions d'une pièce de 2 francs.

La tête fœtale ballotte dans le flanc droit, le siége est dans la fosse iliaque gauche, le dos regarde à gauche; on entend parfaitement les bruits du cœur.

Dans l'après-midi du 10 décembre, plus de douleurs.

Le 11. Pas de douleurs.

Le 12. Le col est revenu à l'état dans lequel je l'avais trouvé la veille du jour où on a introduit le dilatateur; le canal cervical s'est reconstitué; les parois ont repris leur fermeté, et le bout de l'index est serré en arrivant à l'orifice interne qui est très-élevé; je n'atteints plus les membranes.

La tête fœtale ballotte en bas au-dessus de la symphyse pubienne; on entend parfaitement les bruits du cœur.

Le 13. A onze h. du matin, M. Lucas-Championnière place un nouveau dilatateur dans lequel il pousse 100 grammes d'eau tiède; ce ballon volumineux, introduit dans l'utérus aussi loin que le conducteur le permet, a dû décoller les membranes dans une grande étendue. Au bout de trois heures il tombe dans le vagin. Dans l'après-midi, douleurs peu vives et peu fréquentes; petit écoulement sanguin.

Le 14. Dans la matinée, contractions peu douloureuses et peu fréquentes; le col est complétement ramolli, effacé; l'orifice interne a la largeur d'une pièce de 2 francs; les membranes bombent dans cet orifice; on sent des petites parties fœtales dans la poche des eaux. La tête ballotte dans le flanc droit; le maxiumm des bruits du cœur est sur une horizontale passant par l'ombilic, un peu à gauche.

Petit écoulement sanglant.

Le soir, à onze heures, les douleurs se rapprochent et on monte la malade à la salle d'accouchement. L'orifice a les dimensions d'une pièce de 5 francs; écoulement abondant d'un liquide épais couleur café au lait.

Le doigt introduit dans le col dépasse l'orifice interne que l'on reconnaît facilement; à travers la paroi utérine, on sent parfaitement l'angle sacro-vertébral en arrière et la face postérieure de la symphyse en avant, en faisant décrire au doigt un arc de cercle par un mouvement de flexion; le bassin est extrêmement étroit.

Le 15. A huit heures du matin, la dilatation n'est pas plus avancée qu'hier soir; l'état général est satisfaisant.

A une heure après midi, la dilatation est complète et le siége apparaît à la vulve; le dégagement du tronc se fait spontanément, mais l'enfant ayant exécuté des mouvements d'inspiration, je me décide à terminer l'extraction; je vais chercher successivement les deux bras qui étaient relevés, mais que j'amène sans difficulté. L'occiput étant à gauche, avec deux doigts de la main droite introduits dans la bouche, je fléchis fortement la tête et la tire, tandis qu'avec l'index et le médius de la main gauche disposés en fourche je repousse en arrière la base du cou. Je n'ai pas à déployer une grande force pour amener la tête au dehors, et cependant je sens un craquement qui m'indique que j'ai fracturé le maxillaire inférieur.

L'enfant, d'abord étourdi, crie bien au bout de quelques minutes.

Il a une fracture complète du maxillaire inférieur, un peu à gauche de la ligne médiane; la muqueuse est complètement déchirée et les deux moitiés de l'os chevauchent l'une sur l'autre.

Le pariétal droit est le siége d'un enfoncement profond : la dépression siége en avant de l'oreille comme celles que j'observe dans les expériences que je fais lorsque la tête fœtale est petite.

L'enfant, du sexe féminin, pèse 1750 grammes.

La longueur totale du corps est de 41 centimètres.

Les diamètres de la tête sont les suivants :

OM, 112; OF, 104; SOS, 88; BP, 82; ST, 73.

La distance qui sépare la partie la plus saillante de l'occiput du pied de la suture fronto-pariétale mesure :

La tête étant défléchie, 70 millimètres;

La tête étant fléchie, 58 millimètres.

La distance qui sépare la partie la plus saillante de l'occiput de la bosse pariétale mesure :

La tête étant défléchie, 43 millimètres;

La tête étant fléchie, 55 millimètres.

Cet enfant meurt le 16 décembre à six heures du matin; il a donc vécu 15 heures.

A l'autopsie, outre la fracture du maxillaire inférieur qui est complète, et dont les bords sont nets et réguliers, nous trouvons des lésions graves du côté de la voûte du crâne.

Sur le pariétal droit, trait de fracture partant de la suture sagittale, à égale distance à peu près des deux angles supérieurs du pariétal, et descendant verticalement sur cet os dans une étendue de 2 centimètres et demi.

Vaste décollement de la dure-mère qui double le pariétal droit, épanchement sanguin abondant entre l'os et la dure-mère.

Epanchement sanguin sous-arachnoïdien, en nappe, étendu, dans les points correspondants.

Suffusion sanguine généralisée à la surface du cerveau.

Pas d'ecchymose sous-pleurale.

La délivrance s'était faite spontanément. Les suites de couches furent naturelles.

Observation V.

Rétrécissement du bassin. Hydroamnios. Présentation du sommet. Procidence du cordon. Tentatives infructueuses d'extraction avec le forceps. Version pelvienne. Manœuvres pour l'extraction. Enfant vivant. Par le Dr P. Budin.

Le 3 janvier 1879, la nommée P... (Marie), âgée de 33 ans, entrait à la Clinique d'accouchement de la Faculté. Sa constitution est bonne. Elle a été menstruée pour la première fois à l'âge de 13 ans, et depuis elle perd régulièrement du sang pendant quatre ou cinq jours par mois.

A 25 ans, elle est accouchée, sans difficultés, d'un garçon au huitième mois de la grossesse ; les douleurs commençèrent à trois heures du matin et l'accouchement fut terminé à deux heures du soir (1870).

A 27 ans, deuxième accouchement ; apparition des douleurs à neuf heures du soir, terminaison de l'accouchement à six heures du matin ; l'enfant était du sexe masculin, sa tête était très-allongée, les douleurs, au dire de la malade, avaient été très-violentes (1872). Le garçon qui vit encore est muet.

A 29 ans, troisième accouchement ; commencement du travail à neuf heures du matin, terminaison à huit heures du soir. Fille vivante qui est morte à l'âge de 3 ans (1874).

A 31 ans, quatrième accouchement ; douleurs à quatre heures du soir, terminaison le lendemain matin à onze heures. Application de forceps. L'enfant est venu mort (1876).

Elle a eu ses dernières règles le 17 mars 1878 et se considère comme parvenue au terme de sa grossesse. Le 3 janvier, à onze heures du soir, elle entre à la salle d'accouchements.

Le 4 janvier, à huit heures du matin, au moment où j'allais commencer la visite, M. le professeur Depaul n'étant point arrivé, Mme la sage-femme en chef me prévint que chez cette femme il y avait une procidence du cordon. Les membranes s'étaient rompues spontanément au moment de la dilatation complète ; une très-grande quantité de liquide amniotique s'était écoulé ; rien ne pressait, ajoutait-elle, le cordon n'étant point comprimé.

Je me rendis immédiatement à la salle d'accouchements ; je recueillis rapidement les renseignements rapportés plus haut et je pratiquai pendant ce temps le palper abdominal; l'enfant était si développé qu'on aurait pu croire à une grossesse gémellaire ; je sentis la tète au détroit supérieur, le dos était dirigé à droite et en avant. Dans la partie gauche de l'utérus il restait encore une notable quantité de liquide amniotique.

Au toucher, je rencontrai dans le canal vaginal une anse assez volumineuse du cordon que je saisis entre le médius et l'index; je constatai des battements, mais ils étaient ralentis et très-faibles. Les bords de l'orifice utérin étaient revenus sur eux-mêmes, mais ils étaient très-souples et très-dilatables. En outre, j'atteignis avec facilité l'angle sacro-vertébral, et je reconnus un rétrécissement du bassin.

En auscultant près de la ligne médiane à droite, on entendait les bruits du cœur de l'enfant, je les trouvai sourds et si lents que je pris le pouls de la mère pour voir si les battements que j'entendais ne lui étaient pas isochrones.

L'enfant souffrait évidemment et le cordon devait être comprimé ; il fallait donc intervenir au plus tôt. Étant donné le rétrécissement du bassin avec la présentation du sommet d'une part et la procidence du cordon d'autre part, je résolus de faire une application de forceps, suivant en cela et pour ces deux motifs les idées de l'Ecole de Paris. Je pris alors le forceps de Levret, le seul dont M. le professeur Depaul fasse usage dans son service, puis après avoir fait placer la femme dans la position obstétricale et l'avoir chloroformée, je l'appliquai sur la tête retenue au détroit supérieur. Le sommet se présentait, l'occiput à droite et en avant, à tel point que la suture sagittale était presque parallèle au diamètre antéro-postérieur du bassin. J'appliquai la branche gauche, puis la droite en évitant de serrer le cordon entre la tête et mon instrument; j'articulai, le pivot et la mortaise étaient en contact avec les grandes lèvres, et m'étant assuré que j'avais saisi la tête seule, je fis des tentatives d'extraction. Ma main droite serrant l'extrémité des manches, la gauche prenant un point d'appui sur l'articulation, je me servis du forceps comme d'un levier, de façon à faire engager la tête dans l'axe du détroit supérieur.

Ma première tentative échoua ; j'essayai une deuxième fois en déployant et pendant un certain temps une assez grande force sans plus de succès. Deux minutes après, je fis une troisième tentative, pendant laquelle je déployai toute la force dont j'étais capable de faire usage sans danger pour la mère; elle fut aussi infructueuse que les deux premières, puisque la tête ne s'était nullement engagée, ainsi que je le constatai au toucher.

L'accouchement par le forceps me paraissait donc impossible à moins d'employer des tractions incompatibles avec la vie du fœtus et très-dangereuses pour la mère. Etant donné le rétrécissement du bassin, la mort du fœtus par compression du cordon paraissant imminente et inévitable, je pensai à pratiquer la crâniotomie; mais auparavant je voulus m'assurer si l'enfant vivait encore. Je sentis avec surprise que les battements du cordon étaient devenus plus forts; en introduisant les branches du forceps, j'avais soulevé la tête et une nouvelle quantité de liquide amniotique s'était écoulée; en outre, le cordon ombilical avait été peut-être déplacé et certainement moins comprimé par intervalles; de là probablement la recrudescence des battements.

Je résolus alors de faire la version podalique par manœuvres internes pour laisser à l'enfant toutes les chances de vie; décidé à pratiquer certaines manœuvres que j'avais étudiées en faisant, en 1875, avec mon excellent maître, M. le Dr Tarnier, des expériences que M. Champetier de Ribes venait de répéter et de compléter très-heureusement.

Les pieds étaient à gauche; j'introduisis la main droite, je déplaçai facilement la tête et, saisissant un des pieds, je l'amenai dans le vagin. Une contraction de l'utérus m'arrêta au moment où j'allais faire évoluer le fœtus; dès qu'elle fut passée, je refoulai la tête en haut avec la main gauche appliquée sur la paroi abdominale, tandis que la droite à l'intérieur exerçait des tractions. L'évolution réussit, le siége, puis la partie inférieure du tronc furent dégagés et une anse faite au cordon. Ce dernier ne battait plus, l'enfant faisait des mouvements d'inspiration; il fallait donc hâter l'extraction. Le dos se dirigea du côté gauche, l'épaule gauche s'engagea sous la symphyse pubienne, le bras restant accolé au tronc; il me fallut aller chercher le bras droit qui s'était relevé en arrière, je le dégageai sans difficulté avec la main droite.

Les épaules étant sorties, la tête se trouvait placée transversalement au détroit supérieur, le front à droite, l'occiput à gauche; elle était un peu défléchie, de sorte que je fus obligé d'introduire mes doigts assez profondément pour les faire pénétrer dans la cavité buccale ; j'y réussis, je déterminai la flexion de la tête et je repoussai la région de la nuque vers le côté gauche du bassin. Puis, j'appliquai ma main droite sur les épaules du fœtus, le pouce et l'index d'un côté du cou, les autres doigts du côté opposé.

J'exagérai alors la flexion de la tête, en même temps je tirai sur le tronc de haut en bas et d'avant en arrière, en suivant autant que possible l'axe du détroit supérieur, de l'ombilic vers l'union du sacrum avec le coccyx, pendant que M. Porak, dont j'avais fait placer les mains sur le front du fœtus, appuyait fortement de haut en bas et de droite à gauche. Je sentis pendant cette manœuvre la tête passer à frottement à travers le rétrécissement ; elle triompha de la résistance et descendit dans l'excavation. Je ramenai l'occiput en avant et terminai très-facilement le dégagement.

L'enfant était un peu asphyxié, il ne faisait aucun mouvement; on lia, puis on sectionna le cordon. Il suffit de quelques flagellations pour le ranimer complétement. Il était du sexe masculin, pesait 4,320 gr., et mesurait 0,54 centimètres. Les principaux diamètres de la tête mesurés après la naissance ont donné les chiffres suivants :

Diamètre maximum	14	cent.	1
Occipito-mentonnier	14	»	
Occipito-frontal	12	»	
Sous-occipital-bregmatique	10	»	6
Bipariétal	9	»	9
Bitemporal	8	»	3
Bimastoïdien	7	»	8
Grande circonférence	40	»	
Petite circonférence	34	»	

Une heure après, avec M. Porak et l'un des externes du service M. Crouzat, je cherchai, mais en vain, des traces de l'application du forceps : il n'y avait sur la peau ni ecchymose ni ligne circulaire rappelant la forme des cuillers. Cependant, le lendemain, en examinant l'enfant, M. le professeur Depaul pensa voir sur la joue droite un sillon rouge courbe qui, joint à de l'œdème de la paupière du même côté, lui fit penser qu'une cuiller avait été appliquée sur la région frontale droite. La tête, aussitôt après sa sortie, quoique ronde dans son ensemble et non conique, était un peu aplatie transversalement ; le pariétal droit chevauchait légèrement sur le gauche. Il y avait un peu d'enfoncement à droite au niveau de la suture fronto-pariétale. Le second jour, il était encore un peu apparent, surtout quand on comparaît le côté gauche avec le côté droit.

Les suites de couches furent absolument normales.

Le 19 janvier, la mère et l'enfant quittèrent le service en bonne santé.

Le diamètre promonto-sous-pubien de la mère mesuré à plusieurs reprises avait 9 cent. 5. Ce rétrécissement assez notable ne semblait pas avoir été reconnu dans les accouchements antérieurs.

Observation VI.

(Communiquée par M. le Dr Budin.)

Rachitisme. Rétrécissement du bassin. Accouchement prématuré provoqué. Version podalique par mànœuvres externes. Accouchement par le siége. Enfant en état de mort apparente, ranimé, succombe dans la soirée.

Mme X..., âgée de 22 ans, est d'une taille un peu au-dessous de la moyenne : à part un peu de convexité du front on ne constate au premier abord aucune trace de rachitisme. Cependant elle a marché tard, vers 3 ans, dit-elle, et pendant longtemps elle a semblé, au point de vue corporel, ne se développer qu'insensiblement. On ne constate guère, outre la forme du front, qu'une très-légère déformation des tibias, les membres supérieurs sont bien conformés, les doigts sont longs, effilés.

Les dernières règles sont apparues le 27 avril, elles ont été semblables aux autres : elle ne sont point revenues à la fin du mois. A cette époque il n'existait pas de signes évidents de grossesse. Les mouvements actifs du fœtus ont été perçus dans les premiers jours de septembre.

Le toucher vaginal permet de constater un rétrécissement très-marqué du bassin : le diamètre promonto-sous-pubien ne mesure pas tout à fait 9 cent. ; le sacrum fait une saillie convexe en avant et c'est un peu au-dessous du promontoire qu'on trouve le point qui paraît le plus rapproché de la symphyse. La distance de ce point au bord inférieur de la symphyse pubienne est de 8 cent. 1/2. La hauteur de la symphyse elle-même est peu considérable; cette symphyse paraît élevée par rapport à la situation de l'angle sacro-vertébral; si bien que d'accord avec notre maître, M. le Dr Tarnier qui a examiné la malade, nous estimons le diamètre utile à 7 cent. 1/2 au plus. Il faut ajouter que le bassin est en outre généralement rétréci et qu'on suit facilement la ligne innominée à droite et à gauche.

A l'examen de Mme X..., fait dans les premiers jours de janvier, on trouve que l'enfant présente le sommet en position O. I. G. A. La tête est très-mobile au-dessus du détroit supérieur, elle n'a aucune tendance à s'engager, même lorsqu'on exerce sur elle une certaine pression à travers la paroi abdominale. L'enfant paraît assez bien développé.

La grossesse est de 7 mois 1/2 à 8 mois. Nous pensons, avec M. Tarnier, qu'il faut provoquer l'accouchement prématuré et que l'accouchement par le sommet sera, dans un bassin aussi rétréci, beaucoup plus difficile que l'accouchement par le siége. M. Tarnier fait donc, le vendredi 3 janvier, à 7 heures du soir, la version par manœvres externes, il ramène avec facilité le siége au niveau du détroit supérieur et il applique une ceinture abdominale qui fixe le fœtus dans cette situation. Il introduit ensuite son tube excitateur dans la cavité utérine, il en distend l'ampoule avec une certaine quantité d'eau.

Des contractions utérines apparaissent vers 9 heures du soir, elles sont peu douloureuses. A 2 heures du matin, le tube est expulsé : l'ampoule s'était rompue.

Les contractions cessèrent, Mme X... dormit pendant le reste de la nuit et le 4 janvier, 5 heures 45 du matin, j'introduisis un nouvel appareil excitateur. L'enfant présentait toujours le siége en position S. J. D. antérieure. A 6 heures 1/2, les contractions apparurent, à 8 heures elles étaient très-intenses, persistèrent jusqu'à midi. Il y eut à ce moment un temps d'arrêt. Le toucher pratiqué par la sage-femme qui était de garde permit de constater que le ballon avait été expulsé. A 2 heures les contractions disparurent.

A 5 heures j'enlevai le ballon de la cavité vaginale, l'orifice utérin était perméable, le col était presque totalement effacé, il constituait cependant encore un bourrelet de 1 cent. à peine d'épaisseur. De 5 heures à 7 heures, les contractions diminuèrent d'intensité, elles reparurent assez fortes depuis 7 heures du soir jusqu'à 1 heure du matin, l'orifice offrait alors un diamètre de 5 millimètres environ. Ses bords étaient amincis, l'effacement était complet. Les membranes faisaient saillie pendant les contractions. A 1 heure arrêt des contractions qui reparaissent à 3 heures 1/2.

A 5 heures 1/2 du matin, le 5 janvier les membranes se rompent spontanément, le liquide amniotique s'écoule. Au toucher, l'orifice mesure 3 cent. environ de diamètre et on constate une présentation du siége en S. I. D. A. avec procidence de la main droite.

A 9 heures 1/2 la dilatation était complète, le siége était tout à fait engagé à 10 heures, la rotation était effectuée, la fesse antérieure et droite s'était placée sous la symphyse pubienne. Les contractions étaient très-douloureuses, mais paraissaient plus efficaces : entre ces contractions qui étaient longues, l'intervalle était assez court. Les battements du cœur fœtal se ralentissaient un peu pendant la contraction, mais reprenaient leur rhythme normal aussitôt la contraction passée ; à 10 heures l'enfant commença à perdre son méconium. L'auscultation était pratiquée toutes les dix minutes ; à 10 heures 30, le siége se trouvait à la vulve, la main droite était sortie avant le siége et elle exécutait quelques mouvements. A 10 heure 50, les battements du cœur se ralentissent un peu plus après la contraction. A 11 heures, je constatai après une contraction 12 battements en quinze secondes, puis 14, puis 28 dans le même intervalle de temps ; une nouvelle contraction survint qui ralentit de nouveau les bruits du cœur, j'entendis 11 battements pendant 15 secondes, puis 13, puis 20, puis 30 lorsqu'arriva une nouvelle coutraction.

La vie de l'enfant était-elle en danger ? Cela était possible, mais les battements remontaient à 30 par seconde, c'est-à-dire 120 par minute. Fallait-il extraire rapidement ou attendre encore ? M. Tarnier hésita, étant donnés les inconvénients de l'extraction intempestive.

J'auscultai de nouveau à 11 heures 5 ; cette fois, je n'entendis plus les bruits du cœur. Mme X... fut immédiatement placée en travers ; une contraction plus forte survint qui produisit le dégagement du siége. M. Tarnier amena la partie inférieure du tronc, fit une anse au cordon qui n'était pas animé de battements ; le dos qui était primitivement dirigé à droite tourna en avant, puis à gauche, l'épaule gauche se mit sous la symphyse pubienne, le bras gauche se dégagea seul, le bras droit fut rapidement amené au dehors, et la tête resta retenue au détroit supérieur en position O. I. G. transversale. M. Tarnier introduisit dans la bouche un doigt de la main gauche, il fléchit la tête, refoula l'occiput et la nuque vers la moitié latérale gauche du bassin, mit les doigts écartés de la main droite sur les épaules et exerça une traction en bas et en arrière dans l'axe du détroit supérieur, pendant que avec la main appuyée sur la région frontale du fœtus qui était en rapport avec le côté droit du bassin j'exerçais une pression dans le même sens, de haut en bas et d'avant en arrière. Nous sentîmes la tête descendre progressivement, elle passa à frottement, mais en réalité l'obstacle ne fut pas difficile à franchir. La tête était descendue ainsi dans l'excavation en position transversale, l'occiput fut ramené en avant sous la symphyse pubienne et le dégagement rapidement terminé à 11 heures 1/4.

L'enfant n'avait pas fait le moindre mouvement inspiratoire, il était pâle, inanimé. On le mit sur une table, on l'essuya et le frictionna. Le tube laryngien du Dr Ribémont fut introduit dans le larynx, après quelques aspirations faites pour enlever les mucosités, l'insufflation fut pratiquée. Uu quart d'heure après l'accouchement, on constatait des battements assez faibles du cœur du fœtus. L'insufflation fut continuée, l'enfant enveloppé complétement de linges chauds, les battements cardiaques devinrent plus forts, la peau qui était blème, rougit sur tout le corps. L'insufflation fut continuée pendant 1 heure 1/2, la circulation était assez active, mais l'enfant ne respirait pas. Abandonnant pour le moment l'insufflation trachéale, M. Tarnier pratiqua tour à tour l'élévation et l'abaissement des bras et, à notre grande surprise, l'enfant fit à midi 45 une inspiration brusque. Nous renouvelâmes nos efforts et nous obtînmes avec l'aide d'excitants, un bain chaud, des frictions, des flagellations sur la peau, etc., 5 à 6 inspirations par minutes. Mais ces inspirations étaient saccadées ; de plus, de temps en temps une inspiration très-profonde survenait et l'enfant restait en état d'inspiration profonde pendant une dizaine de secondes, le diaphragme était comme contracturé. Il restait ensuite pendant quinze à vingt secondes sans respirer. En même temps on observait une contraction du bras gauche, l'avant-bras était fléchi sur le bras et animé d'une sorte de tremblement continuel. La respiration était toujours irrégulière, saccadée. Plus tard la main droite fut prise aussi de contracture et même la jambe gauche. L'enfant qui était rouge devient pâle. Il fut évident qu'il ne pourrait vivre : on l'enveloppa dans de l'ouate et on tint autour de lui deux boules d'eau chaude. Il succomba à 10 heures du soir.

Cet enfant était très-bien conformé, les cheveux, les ongles étaient bien développés ; il était du sexe masculin et semblait âgé de huit mois environ. La tête présentait une légère dépression du côté droit qui s'était trouvée en rapport avec l'ange sacro-vertébral. Cette dépression existait au niveau de la suture fronto-pariétale.

La délivrance fut naturelle. La toilette faite 2 heures 1/2 après l'accouchement, Mme X..., qui n'éprouvait aucune douleur abdominale, but un peu de bouillon et s'endormit.

La mort de l'enfant pendant la dernière période du travail peut-elle être attribuée à la compression du cordon? La procidence du bras, la résistance du périnée ont-elles augmenté les dangers? Eût-il mieux valu hâter l'extraction malgré les inconvénients que cette conduite pouvait avoir? Cela est possible. Quoi qu'il en soit, en ne considérant que le rétrécissement assez considérable du bassin et la sortie de la tête venant la dernière, cette sortie, grâce aux manœuvres employées, a paru relativement assez facile; une certaine force a été mise en usage, mais pas aussi considérable qu'on ne l'avait pensé d'abord, et s'il y a eu passage à frottement, ce frottement était tout à fait compatible avec la vie du fœtus. Il n'y eut du reste pas d'enfoncement marqué du pariétal droit qui était en rapport avec l'angle sacro-vertébral.

Du 5 au 9 janvier les suites de couches furent normales : le 9 cependant on constata de la sensibilité au niveau des fosses iliaques, sensibilité qui persista jusqu'au 12 janvier. Un frisson survint à cette date ainsi qu'un peu d'empâtement des deux côtés de l'utérus. Du côté gauche, cet empâtement disparut assez vite, mais il s'accentua à droite et nécessita des soins attentifs. Un certain degré de ballonnement du ventre accompagnant cet empâtement fit redouter des accidents plus graves, mais la température ne s'éleva jamais au delà de 39 et le pouls ne dépassa pas 108. Peu à peu les accidents diminuèrent, la tuméfaction qui existait du côté de la fosse iliaque disparut, et après quatre semaines la guérison était à peu près complète.

CHAPITRE III.

Nous diviserons ce chapitre en quatre paragraphes, dans lesquels nous étudierons successivement :

1° Le mécanisme de la descente de la tête;
2° La valeur relative des moyens employés;
3° La force déployée et les résultats obtenus,
4° Les lésions que nous avons produites.

§ I. — Mécanisme.

Quand, après l'extraction du tronc et des épaules à travers un bassin dont le détroit supérieur est rétréci dans son diamètre antéro-postérieur, on abandonne la tête fœtale sur l'ouverture de ce détroit, elle prend, en général, une direction transversale, s'il y a une différence marquée entre la longueur du diamètre sacro-pubien du bassin et celle du diamètre bi-pariétal de la tête. Dans cette situation un des côtés de la tête est antérieur, l'autre postérieur. La tête s'incline d'abord sur son côté postérieur de telle manière que la base du crâne franchit le détroit supérieur en se plaçant de champ, le bord postérieur descendant le premier. Dans un grand nombre des expériences précédentes, il est noté que l'oreille postérieure est descendue, dès le début de l'expérience, à 1 ou 2 centimètres au-dessous du niveau qu'occupe l'oreille antérieure. Il en résulte que la base du crâne presque irréductible peut s'engager cependant sans grand déploiement de force à travers une ouverture moins large qu'elle-même ; en effet, des têtes de fœtus à terme dont la base offre, en général, un diamètre transversal de 75 millimètres, ont pu être engagées dans un bassin dont le diamètre promonto-pubien n'avait que 67 millimètres d'étendue.

L'inclinaison de la base au début de la descente a été remarquée par Matthews Duncan, qui dit expressément que la partie de la base qui se trouve en rapport avec le promontoire descend la première.

Cette obliquité est constatée d'autant plus facilement, que le rétrécissement est plus prononcé ou que la tête est plus volumineuse. Le côté postérieur de la tête se couche sur les corps vertébraux placés au-dessus du promontoire.

Lorsque la base a pu franchir le détroit facilement, lorsque la tête s'engage assez profondément avant toute traction, l'inclinaison a lieu en sens inverse : la moitié postérieure regarde en haut, la moitié antérieure en bas; c'est ce que nous avons vu se produire dans les expériences 4 et 7 avant terme, et dans l'expérience 15 à terme, par exemple. Ou bien les deux oreilles sont au même niveau comme dans l'expérience 10 avant terme.

Comme nous le verrons plus tard, c'est toujours la partie antérieure de la voûte qui doit passer la première, et lorsque la base est descendue, le bassin étant peu rétréci, la tête s'est toute préparée d'elle-même à ce deuxième mouvement de bascule qui doit dégager la voûte.

En descendant soit spontanément, soit sous l'influence de tractions exercées sur le tronc et sur l'axe du détroit supérieur, la tête se fléchit, la pointe de l'occiput se relève, comme l'a dit le Dr Budin, en décrivant un arc de cercle qui la rapproche de l'axe passant par le centre du détroit supérieur. L'occipital débordant la nuque quand la tête est défléchie, constitue un plan incliné qui surmonte la fosse iliaque; à mesure que la tête descend, ce plan incliné se relève progressivement en appuyant contre la ligne innominée, si bien que la face postérieure de l'occipital devient parallèle à l'axe du détroit supérieur; alors la flexion est complète.

Ce mouvement n'a lieu qu'au fur et à mesure que la tête s'engage, de telle sorte que les parties qui appuient successivement sur le rebord du bassin se trouvent être sur une ligne allant de la nuque à la pointe de l'occiput.

Lorsque la tête est très-petite, il arrive souvent qu'elle tombe dans l'excavation sans avoir eu besoin de se fléchir, parce qu'alors l'extrémité postérieure de la tige occipito-mentonnière n'arrive pas à toucher la ligne innominée.

A mesure qu'elle se fléchit, la tête recule pour ainsi dire, elle glisse de façon à se tasser, à se mouler dans la moitié du bassin qui est en rapport avec l'occiput, ce qui a pour résultat de permettre à la suture fronto-pariétale de se rapprocher du plan médian. Pendant que la flexion se produit, le rapprochement est tel que chacun des points de cette suture, à mesure que la descente s'opère, se présente successivement au devant de la partie la plus saillante du promontoire.

Tantôt c'est la suture même qui se place sur la ligne médiane, tantôt le bord du pariétal ou du frontal qui confine à la suture et qui est très-mince et très-dépressible.

Comme l'a indiqué le Dr Budin, la distance qui sépare de la suture fronto-pariétale la partie la plus reculée de l'occiput, c'est-à-dire celle qui doit franchir le détroit en appuyant contre la ligne innominée, cette distance, disons-nous, diminue à mesure que la tête se fléchit.

Sur 8 fœtus à terme, nous avons pris cette distance avec une équerre, la tête étant fléchie, puis défléchie.

Voici les résultats que nous avons obtenus :

1° Exp. XV.	Bi-pariétal..................	86	millimètres.
	Sous-occipito-bregmatique.....	95	—
	Cette distance mesure :		
	Sur la tête fléchie............	65	—
	Sur la tête défléchie..........	80	—
2° Exp. XVI.	Bi-pariétal..................	96	—
	Sous-occipito-bregmatique	102	—
	Cette distance mesure :		
	Sur la tête fléchie............	70	—
	Sur la tête défléchie..........	86	—
3° Exp. XVIII.	Bi-pariétal..................	93	—
	Sous-occipito-bregmatique....	100	—
	Cette distance mesure :		
	Sur la tête fléchie............	55	—
	Sur la tête défléchie..........	80	—
4° Exp. XX.	Bi-pariétal..................	93	—
	Sous-occipito-bregmatique....	97	—
	Cette distance mesure :		
	Sur la tête fléchie............	88	—
	Sur la tête défléchie..........	80	—
5°	Bi-pariétal..............................	93	—
	Sous-occipito-bregmatique..............	98	—
	Cette distance mesure :		
	Sur la tête fléchie......................	70	—
	Sur la tête défléchie....................	88	—
6°	Bi-pariétal..............................	90	—
	Sous-occipito-bregmatique..............	93	—
	Cette distance mesure :		
	Sur la tête fléchie......................	83	—
	Sur la tête défléchie....................	89	—
7°	Bi-pariétal..............................	86	—
	Sous-occipito-bregmatique..............	88	—
	Cette distance mesure :		
	Sur la tête fléchie......................	73	—
	Sur la tête défléchie....................	85	—
8°	Bi-pariétal..............................	90	—
	Sous-occipito-bregmatique..............	97	—
	Cette distance mesure :		
	Sur la tête fléchie......................	73	—
	Sur la tête défléchie....................	85	—

En moyenne, cette distance sur la tête fléchie mesure 71 millimètres; sur la tête défléchie, 85 millimètres 75. La flexion amène dans cette longueur une diminution de plus de 14 millimètres.

Pendant la flexion, les bosses pariétales disparaissent aussi ; elles se meuvent sur un arc de cercle, et en s'élevant se rapprochent du plan médian. Nous avons pris, sur 7 des mêmes fœtus, les distances qui séparent la partie la plus reculée de l'occiput de la bosse pariétale, la tête étant fléchie ou défléchie.

Nous avons obtenu les chiffres suivants :

1°	La tête fléchie.	52 mm	La tête défléchie.	47 mm
2°	—	60 —	—	42 —
3°	—	48 —	—	43 —
5°	—	50 —	—	42 —
6°	—	55 —	—	40 —
7°	—	47 —	—	38 —
8°	—	55 —	—	45 —

Ce qui fait en moyenne pour la tête fléchie 52 millimètres et demie.

Pour la tête défléchie, 42 millimètres.

La flexion de la tête augmente cette distance de plus d'un centimètre.

En s'éloignant de la ligne innominée, les bosses pariétales se rapprochent du plan médian ; nous verrons bientôt où elles se placent.

Remarquons que sur la tête fléchie, une ligne horizontale, partant de la bosse pariétale, rencontre la suture fronto-pariétale après un trajet de 20 millimètres.

Outre ce double mouvement de flexion et de déplacement dans un des côtés du bassin, la tête tourne sur son axe, de telle sorte que l'occiput se porte en avant ou en arrière de l'extrémité correspondante du diamètre transverse du bassin.

Cette rotation mérite d'être étudiée avec soin dans ses causes et dans ses résultats.

Lorsque la base a franchi le détroit, l'obstacle à la descente vient des bosses pariétales, mais surtout et d'abord de celle qui est tournée vers le promontoire.

Le but du mouvement de rotation est de faire glisser cette saillie sur le côté des corps vertébraux des dernières lombaires et de la première sacrée. Au moment où elle arrive au niveau du détroit supérieur, elle ne répond pas à la partie convexe qui constitue le promontoire et dont la largeur est de 40 millimètres, mais se loge dans l'enfoncement situé en dehors et formé par le bord antérieur de l'aileron du sacrum. Ce segment du pourtour du détroit est concave et se trouve en retrait de 6 à 8 millimètres sur la partie la plus saillante du promontoire ; celle-ci est alors en rapport avec la suture pariéto-frontale elle-même ou avec les portions voisines du pariétal ou du frontal qui sont très-dépressibles.

La bosse pariétale postérieure a donc sa place marquée contre la partie latérale du promontoire à 2 centimètres environ de la ligne médiane ; rarement on la trouve plus près de la ligne médiane ou sur cette ligne même ; parfois elle s'en éloigne davantage.

Lorsque la tête est assez petite pour que, sur la circonférence qui se présente, le segment, compris entre la bosse pariétale et la ligne médiane occipitale, ait une longueur moins grande que la distance qui sépare sur le bassin la partie latérale du promontoire de l'extrémité correspondante du diamètre transverse, l'occiput tournera en arrière, les deux bosses pariétales se trouveront logées dans la même moitié du bassin dont le diamètre minimum sera en rapport avec le diamètre bi-temporal comme dans l'expérience I avant terme.

Au contraire, si la tête est volumineuse lorsque la bosse pariétale postérieure aura pris sa place sur le côté du promontoire, la ligne médiane de l'occiput se portera sur le pourtour du bassin en avant du diamètre transverse et l'occiput sera tourné en avant.

L'extrémité antérieure du diamètre bi-temporal, souvent même la bosse pariétale antérieure dépassera la ligne médiane, entrera dans l'autre moitié du bassin et viendra se mettre en rapport avec un des points de la branche du pubis du côté opposé (exp. 8, 9, 14, 15, 19 de la deuxième série).

Le sens de la rotation nous a paru, dans une même bassin, directement en rapport avec l'étendue des diamètres antéro-postérieurs du crâne et surtout du diamètre sous-occipito-bregmatique qui en raison de la flexion devient à peu près parallèle au plan du détroit supérieur.

Dans les expériences que nous avons faites avec des fœtus avant terme, sept fois l'occiput a tourné en arrière (exp. 1, 2, 3, 4, 8, 9), une fois il a tourné en arrière d'abord, puis en avant à mesure que la descente s'opérait. Dans tous les cas, le diamètre sous-occipito-bregmatique n'excédait pas 90 millimètres.

Dans les expériences où nous avons employé des fœtus à terme, une fois seulement l'occiput a tourné en arrière (exp. 11), et dans ce cas le diamètre sous-occipito-bregmatique ne mesurait que 88 millimètres.

La rotation en avant s'est produite dans trois expériences avec des fœtus avant terme (exp. 7 (1, 2), exp. 13). Le fœtus qui a servi dans les expériences 7 avait un diamètre sous-occipito-bregmatique de 98 millimètres.

Dans presque toutes les expériences faites sur des fœtus

à terme, l'occiput a tourné en avant, le diamètre sous-occipito-bregmatique mesurant sur ces têtes de 94 à 105 millimètres. Avec la tête d'hydrocéphale (exp. 13), où ce diamètre avait 105 millimètres, la rotation en avant fut très-marquée.

Dans l'expérience 18 faite avec le second bassin naturel très-asymétrique, la rotation en avant fut beaucoup plus accentuée lorsque l'on plaça l'occiput dans la moitié la plus étroite du bassin.

Quand on regarde la projection sur un plan horizontal de l'orifice du détroit supérieur d'un bassin quelconque et surtout d'un bassin plat, on voit que dans chacune des moitiés de cette figure géométrique on peut inscrire un ovale dont la grosse extrémité est en arrière et dont le grand axe part à peu près de la symphyse sacro-iliaque pour aboutir un peu en dehors de la symphyse pubienne du côté opposé.

Quant la tête est petite, l'accouchement de cette partie se fait presque au travers d'une moitié du bassin seulement (exp. 4, avant terme). La circonférence occipito-mentonnière s'engage suivant le grand axe de l'ovale dont nous venons de parler; il est facile de se convaincre que cette ligne est dirigée obliquement d'avant en arrière; aussi, dans ces cas, l'occiput est-il dirigé en arrière.

Quant la tête est trop volumineuse pour tenir presqu'en entier dans un côté du bassin, l'extrémité postérieure du diamètre bi-pariétal appuie sur le côté des corps vertébraux, puis du promontoire; la tête se diagonalise, l'extrémité antérieure de ce même diamètre arrive jusqu'à la symphyse pubienne qu'elle dépasse; une portion considérable de la tête est comprise dans la deuxième moitié du bassin. C'est dans ces conditions que la tête prend la forme d'un rein dont le hile serait appliqué contre le promontoire.

Sous l'effort des tractions qui la font descendre, elle se moule sur la partie latérale des corps vertébraux qui l'enfoncent ; il en résulte une gouttière que rend plus profonde l'arète vive qui sépare la face supérieure de l'aileron du sacrum de la face antérieure de cet os. La bosse pariétale vient buter sur cette arète et forme une saillie résistante qui s'appuie sur la face supérieure de l'aileron ; en arrière la descente est arrêtée.

Si la voûte du crâne ne peut pas basculer derrière le pubis, la tête ne passera pas.

Mais grâce à la situation de la bosse pariétale dans cette encoche profonde de 6 à 8 millimètres, grâce à l'enfoncement qui nous a paru pouvoir atteindre sans fracture 6 ou 8 millimètres aussi, le diamètre transversal de la tête a subi une réduction d'un centimètre à un centimètre et demi. Ainsi donc, si nous ne nous sommes pas trompé, les auteurs qui ont soutenu, comme Simpson et Barnes, que dans les bassins rétrécis, ce n'était pas le diamètre bi-pariétal mais le diamètre bi-temporal qui se mettait en rapport avec le diamètre sacro-pubien du bassin, n'ont vu qu'une partie de la vérité. En réalité, sur une tête de fœtus à terme fortement engagée et fléchie dans un bassin de 75 millimètres par exemple, le milieu du promontoire est en rapport avec un point de la suture fronto-pariétale, et la bosse pariétale antérieure se trouve située au-dessus de la symphyse pubienne ou au delà de cette symphyse dans l'autre moitié du bassin.

Nous avons laissé la bosse pariétale arrêtée en arrière au-dessus de l'aileron du sacrum contre le promontoire, et nous avons dit que de ce côté la progression de la tête était impossible à moins de violence extrême. Si l'on continue les tractions, on voit la tête, inclinée jusqu'alors sur son côté postérieur, se redresser d'abord, puis se coucher sur le pubis; elle bascule d'arrière en avant. Pendant que la partie postérieure reste immobile, la partie antérieure de la voûte du crâne décrit un arc de cercle; le centre de ce mouvement se trouve au niveau de l'espèce de charnière constituée par l'emboîtement de l'arête saillante du promontoire et de l'aileron du sacrum dans la dépression creusée au-dessous de la bosse pariétale. Le rayon de cette courbe le plus important à considérer est celui qui réunit les deux bosses pariétales. Au début de ce mouvement, la bosse pariétale antérieure est plus élevée que la postérieure; elle s'abaisse à mesure que celui-ci s'exécute et franchit la première le détroit supérieur. Pendant ce temps, le côté postérieur de la face bascule en arrière. La joue qui a franchi déjà le détroit supérieur s'applique fortement contre la face antérieure du sacrum et se moule dans sa concavité. Les parties plus élevées de la tête qui sont restées au-dessus du détroit tendent au contraire à s'éloigner des vertèbres lombaires contre lesquelles elles avaient appuyé jusqu'à ce moment.

Dans cette espèce de mouvement de bascule que Barnes décrit sous le nom de *courbe du faux promontoire*, le diamètre bi-pariétal de la tête se dégage au détroit supérieur par un mécanisme très-analogue à celui du dégagement de la tige occipito-mentonnière au détroit inférieur. En effet, au détroit supérieur, une partie de la tige bi-pariétale déborde et se trouve fixée au-dessus de l'aileron du sacrum en arrière, de même qu'au détroit inférieur l'occipital déborde la partie inférieure de la symphyse en avant. L'extrémité antérieure du diamètre bi-pariétal dans le premier cas franchit le détroit par un mouvement d'inclinaison latérale, tandis que dans le second, le menton finit par se dégager à la vulve par un mouvement de déflexion; d'une part la dépression de la nuque en avant, d'autre part la dépression située au-dessous de la bosse pariétale en arrière correspondent exactement au centre du mouvemeut exécuté par la tête. Au détroit supérieur, le côté antérieur de la voûte décrit un arc de cercle autour du promontoire, comme la face autour de la symphyse pubienne dans le dégagement au détroit inférieur.

Une fois que la bosse pariétale antérieure a franchi le détroit supérieur, toute résistance est vaincue à ce niveau, la bosse pariétale postérieure se dégage à son tour, soit qu'elle descende directement, soit, comme cela arrive le plus souvent, qu'elle se rapproche de la symphyse sacro-iliaque, la rotation continuant pour amener l'occiput vis-à-vis de la symphyse pubienne.

Donc, en résumé, la tête se dirige d'abord transversalement et s'incline en arrière. C'est le côté postérieur de la base qui passe et entre le premier dans l'excavation ; la tête continue à descendre en conservant cette inclinaison et par conséquent la partie postérieure de la voûte s'engage plus que l'antérieure jusqu'au moment où la bosse pariétale arrive en arrière au niveau du détroit supérieur. En même temps la tête se fléchit et se porte en masse dans la moitié du bassin où se trouve l'occiput ; elle pivote de telle sorte que la bosse pariétale postérieure se loge dans l'encoche formée par la réunion du promontoire avec l'aileron du sacrum et s'arc-boute contre l'arête qui limite en ce point l'ouverture du bassin, tandis que la suture fronto-pariétale se trouve en rapport avec la partie la plus saillante du promontoire. Le côté antérieur de la voûte exécute alors un mouvement de bascule autour de la bosse pariétale immobilisée et les parties qui appuient contre le pubis franchissent les premières le détroit. Lorsque la bosse pariétale antérieure s'est dégagée, la bosse pariétale postérieure descend à son tour ; souvent l'opérateur éprouve au moment où la tête tombe dans l'excavation la sensation brusque d'une résistance vaincue.

Tel nous a paru être très-généralement le mécanisme suivant lequel la tête fœtale franchit le détroit supérieur rétréci; mais ces diverses phases ne s'accomplissent, comme nous venons de les décrire, que lorsque la descente est modérément laborieuse. Ce mécanisme devient incomplet et chacun de ces mouvements peut être moins net quand il y a peu de disproportion entre les dimensions de la tête et celles du bassin. D'autre part, lorsque cette disproportion est trop grande, l'extraction est impossible. Tantôt la première inclinaison de la tête est insuffisante et la base ne peut s'engager, tantôt c'est l'apophyse malaire qui vient buter contre la branche du pubis et met obstacle à la flexion de la tête. Il nous a semblé que cet accident se produisait lorsque les diamètres antéro-postérieurs de la tête étaient grands, comme dans l'expérience 8 à terme. D'autres fois, la bosse pariétale postérieure n'a pu descendre assez bas pour reposer sur l'aileron du sacrum; alors le mouvement de révolution par lequel doit s'exécuter le dégagement de la partie antérieure de la voûte ne peut pas se faire. Quant au mouvement de rotation, son étendue est très-variable : dans certains cas il augmente on peut dire pendant toute la durée de la descente de la tête qui décrit alors un véritable tour de spire, comme il est dit dans l'expérience 9 à terme, par exemple. Assez souvent la bosse pariétale antérieure dépasse la symphyse ; nous l'avons noté dans les expériences 8, 9, 14, 15, 19 (1) de la deuxième série (fœtus à terme) et dans les expériences 7 et 13 de la première série (fœtus avant terme).

La rotation n'est pas limitée en arrière, la bosse pariétale postérieure tend à glisser en dehors de la saillie du promon-

(1) Dans l'expérience 20, les diamètres de la tête fœtale sont les suivants : S.O.B. 100m. OF. 116m.

toire, dans l'encoche de l'aileron du sacrum, et même plus en dehors vers la symphyse sacro-iliaque ; mais en avant l'arcade zygomatique (exp. 20 à terme) et surtout l'apophyse orbitaire externe viennent appuyer contre la branche du pubis du côté opposé à celui où se trouve l'occiput, et arrête le mouvement de rotation. L'étendue aussi bien que la direction de ce mouvement nous paraît donc liée aux dimensions des diamètres antéro-postérieurs de la tête.

Lorsque la circonférence sous-occipito-bregmatique de la tête fœtale est très-grande, comme dans l'expérience 14 à terme, la bosse pariétale antérieure peut aller buter elle-même contre la branche pubienne au delà de la symphyse et empêcher la flexion de la tête et par suite l'engagement.

La diminution du diamètre transversal du bassin augmentera l'étendue du mouvement de rotation si le rétrécissement est peu marqué, le rendra impossible dans le cas contraire.

On comprend que, dans les bassins généralement rétrécis, la longueur de la circonférence du détroit diminuant très-rapidement cette accommodation forcée deviendra vite impossible.

Dans les bassins asymétriques, suivant que l'occiput est dans la moitié la plus large ou dans la plus étroite, les choses doivent se passer différemment. C'est en effet ce que nous avons vu se produire dans le bassin naturel très-asymétrique qui nous a servi pour les expériences 18 et 19 à terme (planche IV). Dans la première de ces expériences, la tête est volumineuse, le diamètre bi-pariétal mesure 93 millimètres, le diamètre sous-occipito-bregmatique 100 millimètres; l'occiput tourne légèrement en avant quand il est placé dans la moitié droite du bassin qui est la plus large ; la rotation en avant est beaucoup plus marquée quand on met l'occiput dans la moitié gauche du bassin, c'est-à-dire dans la plus étroite. La tête qui a servi dans l'expérience 19 est moins grosse, le diamètre bi-pariétal mesure 90 millimètres, le diamètre sous-occipito-bregmatique 91 millimètres; elle descend en conservant une direction transversale, quand l'occiput est dans la moitié la plus large du bassin; il tourne légèrement en avant lorsque la région postérieure du crâne est contenue dans la moitié la plus étroite du bassin.

Dans un bassin asymétrique il faudra donc veiller, quand on extraira le fœtus par le siége, à diriger les tractions de telle sorte que l'occiput se loge dans la moitié la plus large du bassin.

§ II. VALEUR RELATIVE DES DIFFÉRENTS MOYENS EMPLOYÉS POUR AMENER LA TÊTE DANS L'EXCAVATION.

Nous avons fait des tractions sur le cou et sur le maxillaire inférieur; nous avons aussi pressé sur la tête fœtale au-dessus du détroit supérieur, soit avec la main, soit avec des sacs de plomb; enfin, nous avons, avec la main, exercé des pressions sur les parties de la face qui étaient descendues déjà derrière la symphyse pubienne, et ces pressions n'étaient plus, comme les précédentes, dirigées plus ou moins suivant l'axe du détroit supérieur, mais presque directement d'avant en arrière.

Voyons quelle a été l'utilité de ces divers moyens, et cherchons quelle serait, d'après les résultats que nous avons obtenus, la meilleure méthode pour amener la tête dans l'excavation.

L'efficacité de la flexion nous paraît indiscutable. Dans les expériences 3, 6, 7 avant terme, 2, 7, 9, 13, 16, 19, 21 à terme, il est facile de voir que la seule flexion artificielle de la tête qui restait défléchie a joué un grand rôle dans la facilité du dégagement, et, pour ne citer que quelques exemples, nous trouvons dans l'expérience 7 à terme : la tête résiste à des tractions de 35 kilogrammes sur le cou, mais on met un doigt dans la bouche, on fléchit la tête qui est alors entraînée par des tractions de 28 kilogrammes.

Dans l'expérience 13 à terme : on fait sur le tronc des tractions vigoureuses, la tête est défléchie, elle ne descend pas; au contraire, on la fléchit avec un doigt dans la bouche, alors on la fait descendre avec une très-faible traction.

Dans l'expérience 16, nous trouvons des chiffres : la tête étant défléchie, on exerce sur le cou des tractions égales à 40 kilogrammes; la tête ne s'engage pas. On fait, au contraire, des tractions sur le maxillaire inférieur; on y ajoute de faibles pressions sur le front; en tout 27 kilogrammes : la tête descend.

De même dans l'expérience 21; il faut, pour faire passer la tête défléchie, une traction de 14 kilogrammes sur le cou : si l'on tire sur le maxillaire, en y joignant quelques pressions d'avant en arrière, en tout 7 kilogrammes, la tête tombe dans l'excavation.

A. Tractions sur le maxillaire inférieur.

On comprendra dès lors l'importance que nous attachons aux tractions sur le maxillaire inférieur avec un ou deux doigts introduits dans la bouche. Certes, le moyen n'est pas nouveau, mais en général on ne déploie pas de force sur cette partie. On la considère comme un point d'appui dont on se sert pour empêcher la déflexion de la tête, tandis que l'on tire sur la base du cou ou sur les membres inférieurs. Nous croyons avec Smellie (voir p. 19) et Matthews Duncan (voir p. 42) qu'on peut tirer franchement sur le maxillaire inférieur, surtout quand on a affaire à un enfant à terme ; dans ce cas, pour briser cet os, il faut une force supérieure à 20 kilogrammes, et nous croyons qu'avec un ou même deux doigts introduits dans la bouche, gêné comme on l'est dans ces circonstances, si l'on opère sans secousse, on ne sera guère exposé à produire cette grave lésion. Evidemment, il faut agir avec une grande prudence : sur les enfants avant terme, le maxillaire n'offre pas à beaucoup près la même résistance. Nous avons eu nous-même, dans un cas difficile dont nous rapportons l'observation (obs. IV), le malheur de fracturer le maxillaire d'un enfant vivant avant terme ; mais cet accident, nous le reconnaissons, doit être imputé à notre maladresse et non à la méthode. La vie de l'enfant était très-compromise, nous avons craint, en perdant du temps, de n'extraire qu'un cadavre, et en nous pressant, nous avons obtenu un enfant vivant qui a succombé quelques heures après sa naissance. Nous rappelons que dans ce cas nous avons extrait, en déployant peu de forces, une tête beaucoup plus grosse que celles qui avaient traversé déjà ce bassin.

Lorsqu'après le dégagement des épaules on a tiré sur les membres inférieurs ou sur le cou de façon à appliquer la tête et à l'incliner sur le détroit rétréci, si l'on va immédiatement à la recherche de la bouche et si l'on introduit profondément un ou deux doigts dans cette cavité, on a un point d'appui solide au moyen duquel on fléchit et on dirige la tête.

En la fléchissant, on détruit un obstacle qui se rencontre fréquemment : l'accrochement de l'apophyse malaire contre la branche du pubis ; de plus, à mesure que la flexion se produit, le diamètre occipito-mentonnier tend à devenir parallèle à l'axe du détroit supérieur, et la tête présente des diamètres antéro-postérieurs de plus en plus petits et, par conséquent, une circonférence qui se loge plus facilement dans une moitié du bassin. Grâce au point d'appui qu'on prend sur la bouche, on peut aider au déplacement de la tête qui applique le plan incliné de l'occipital contre la ligne innominée. La suture fronto-pariétale peut aller se placer au devant de la partie la plus saillante du promontoire.

En outre, le doigt introduit dans la bouche dirige le mouvement de rotation, le complète lorsque la tête est dans l'excavation et rend encore les plus grands services pour surmonter le dernier obstacle que les parties molles opposent à la délivrance.

Dans les expériences 5, 16, 21, on peut comparer les résultats fournis par les tractions exercées sur le maxillaire d'un part, sur le cou, d'autre part.

B. Tractions sur le cou.

Les tractions sur le cou et sur les membres inférieurs n'en sont pas moins très-utiles et doivent être dirigées un peu en avant au début, et très en arrière, au contraire, lorsque la tête étant bien fléchie, la bosse pariétale antérieure doit se dégager par le mouvement de révolution décrit par Barnes. Nous sommes bien loin de conseiller le mouvement de « levier de pompe » proposé par Goodell page 22), mais il nous semble logique pour suivre la « courbe du faux promontoire » de tirer d'abord en bas et en avant, afin d'incliner la base dont on engage ainsi la partie postérieure la première; puis, de tirer en bas et très en arrière, de façon à faire basculer la partie antérieure de la voûte derrière la symphyse des pubis.

C. — *Expression.*

Dans nos expériences, nous avons employé 17 fois l'expression et nous avons remarqué que, seule, elle était insuffisante, mais qu'unie à d'autres manœuvres elle pouvait rendre de grands services. Quelle est donc sa valeur? Où faut-il l'appliquer? Comment faut-il la diriger?

Dans l'expérience 11 avant terme, il a fallu d'abord une traction de 15 kilogrammes sur le maxillaire pour faire passer la tête. Si l'on applique sur elle un sac de plomb de 10 kilogrammes, il suffit d'une traction de 7 kilogrammes sur le maxillaire pour arriver au même résultat.

Dans l'expérience 4 à terme nous employons, pour faire passer la même tête dans le même bassin, tantôt une traction de 39 kilogrammes sur le cou, tantôt une traction de 20 kilogrammes sur le cou augmentée d'un sac de plomb de 20 kilogrammes. Là, la force a eu le même effet, qu'elle ait été employée sous forme de traction ou d'expression; mais il n'en est pas toujours ainsi.

Dans l'expérience 3 à terme, pour amener la tête dans l'excavation, il a fallu d'une part, un sac de plomb de 10 kilogrammes, plus, une traction sur le cou de 16 kilogrammes; d'autre part, un sac de plomb de 20 kilogrammes, plus une traction de 13 kilogrammes. Dans ce cas, l'expression ne produisit pas grand effet; mais, comme nous l'avons reconnu bien vite, une très-petite partie de la force ainsi employée était efficace. Il faut que l'expression soit bien dirigée, et qu'elle soit pour ainsi dire intelligente; c'est ce que ne saurait faire le sac de plomb.

Dans l'expérience 6 à terme, nous plaçons sur la tête un sac de plomb de 20 kilogrammes, mais nous avons soin d'incliner le bassin de façon que l'axe de cette ouverture devienne vertical. Il suffit d'une traction de 8 kilogrammes sur le maxillaire pour faire descendre la tête qui, tirée par le maxillaire seul, n'avait passé que sous un effort de 20 kilogrammes.

Pour que l'expression réponde à ce qu'on est en droit d'attendre d'elle, il faut que la pression soit dirigée suivant l'axe du détroit supérieur. Il faut, de plus, que le lieu d'application soit convenablement choisi.

Nous avons, en effet, à plusieurs reprises, été frappé du fait suivant : quand un aide appuyait sur le sommet de la tête, nous la voyons s'aplatir, déborder l'ouverture du détroit en avant et sur le côté et ne pas s'engager, pas plus qu'une hernie n'a de tendance à rentrer si l'on se contente de presser sur le fond du sac. Au contraire, lorsque nous pressions uniquement sur la région frontale, nous étions surpris de la facilité avec laquelle la flexion, puis la descente s'opérait. Cette remarque se trouve rapportée dans les observations 4 et 10 avant terme.

Dans l'expérience 9 à terme, nous mentionnons l'étonnante facilité avec laquelle la tête a passé sous l'influence de tractions sur le maxillaire et de légères pressions sur le front.

En appuyant sur le front dans une direction parallèle à l'axe du détroit supérieur, on favorise le mouvement de flexion et de déplacement de la tête vers le côté du bassin où se trouve l'occiput ; puis on aide à sa descente dans l'excavation.

Nous pensons, en outre, qu'on sera moins exposé à produire une fracture du pariétal, comme nous l'avons fait dans l'expérience 11 à terme où, pendant l'expression vigoureuse faite par un aide sur le sommet de la tête, nous avons entendu un craquement produit par une fracture des deux pariétaux. Cette fracture est différente de celle qu'on détermine habituellement au moyen des tractions. On peut comparer dans cette expérience les résultats de l'expression suivant qu'elle est faite sur le sommet de la tête ou sur la région frontale.

Wigand (voir p. 23) dit très-explicitement qu'au moyen de l'expression on peut favoriser la flexion de la tête, mais il conseille, pour arriver à ce résultat, d'appliquer la main sur l'occiput afin de le relever ; mais cette manœuvre est à peu près impossible, tandis qu'il est simple et facile d'abaisser le front.

Quant aux pressions alternatives sur le front et sur l'occiput telles que le conseille les Dr Stewart (voir p. 26), nous ne les avons jamais employées.

Dans les observations 1, 2, 3, 5, 6, l'expression rendit d'incontestables services ; mais ne peut-elle pas être dangereuse, et la plaque gangréneuse que nous avons trouvée à l'autopsie sur le fond de l'utérus, dans l'observation 2, doit-elle lui être attribuée (p. 111)? Nous ne le pensons pas.

D. — *Refoulement.*

Nous avons fait, avons-nous dit, des pressions antéro-postérieures au-dessous du pubis sur la partie de la face tournée en avant, dans le but de faciliter le mouvement de bascule de la voûte du crâne.

Dans les expériences 4 et 10 de la première série (avant terme), des pressions de cette sorte ont été très-efficaces ; de même dans les expériences 8, 9, 13, 21 de la deuxième série (à terme). Avec deux doigts glissés sous la symphyse pubienne, nous repoussions directement en arrière la joue ou la partie latérale du cou, tandis qu'avec deux doigts de l'autre main fixés dans la bouche nous tirions sur le maxillaire.

Dans l'expérience 21, l'occiput étant à gauche, nous avons fait maintenir le bassin sur le côté gauche dans la situation qu'il prend dans le décubitus latéral. Nous avons de cette manière, en nous plaçant derrière le bassin, pu tirer dans une direction très-favorable. Nous avons fait passer, dans notre bassin naturel de 67 millimètres, une tête d'enfant à terme volumineuse dont le diamètre bi-pariétal mesurait 93 millimètres, et pour cela nous avons dépensé une force totale de 40 kilogrammes en tractions sur le cou et sur le maxillaire.

Nous ne nous dissimulons pas que, sur le bassin pourvu de ses parties molles, ces manœuvres doivent être très-difficiles ; aussi avons-nous cherché à aider d'une autre manière le mouvement de grande révolution autour du promontoire.

Si l'on dispose d'un nombre d'aides suffisant, on pourra faire exercer sur le tronc du fœtus des tractions dirigées en arrière, autant que le périnée le permettra : l'opérateur repoussant d'une main la partie du cou encore engagée dans le canal vaginal changera la direction de ces tractions, l'index et le médius disposés en fourche, agissant à la manière d'une poulie de renvoi, et les transformera en une force qui entraînera beaucoup plus directement en arrière les parties de la tête fœtale qui appuient contre le pubis. De cette façon la traction faite par un aide sur le tronc soulagera d'autant la traction sur le maxillaire inférieur, qui portée trop loin pourrait être dangereuse.

Pour être parfaites, à ce moment de l'opération, les tractions devraient être appliquées sur les points de la tête fœtale qui touchent le bord supérieur de la symphyse pubienne, et de là se diriger vers la pointe du sacrum, à peu près. Il faut s'efforcer dans les manœuvres d'extractions de se rapprocher le plus possible de cette direction.

Méthode d'extraction. — Ce que nous considérons comme essentiel dans la méthode d'extraction de la tête, c'est :

1° Le point d'appui solide qu'on doit prendre sur le maxillaire pour faire la flexion, appliquer la tête dans la moitié du bassin qui contient l'occiput, souvent aider la rotation et faire des tractions.

2° La direction qu'on doit donner à la force appliquée sur la base du cou, pour aider au mouvement de bascule décrit précédemment, page 138. Quand la bosse pariétale postérieure ne peut plus descendre, il faut refouler dans la concavité du sacrum les parties qui ont franchi le rétrécissement. La femme étant sur le dos, ce n'est donc pas en bas qu'il faut diriger ses efforts, mais en arrière.

On atteint ce résultat en repoussant avec les doigts la face descendue sous la symphyse, ou mieux en refoulant dans la concavité du sacrum la base du cou saisie entre l'index et le médius comme dans une fourche.

3° En même temps, l'expression faite par un aide sur la région frontale du fœtus, avec la paume de la main qui embrasse cette région et l'abaisse suivant la direction de l'axe du détroit supérieur.

§ III. — Force déployée. — Résultats obtenus.

Si l'on consulte le tableau ci-joint où se trouvent résumés les résultats principaux de nos expériences, on voit d'abord que 15 fois nous avons pu faire passer avec une force qui n'a pas excédé 30 kilogrammes, des têtes de fœtus à terme, dans des bassins mesurant au moins 75 millimètres de diamètre sacro-pubien, en employant des tractions sur le maxillaire inférieur soit seules, soit unies à d'autres moyens.

FŒTUS A TERME

BASSIN Diamètre sacro-pubien.	N° de l'exp.	Diam. bipariétal	TRACTION sur le cou.	TRACTION sur le maxillaire.	EXPRESSION avec le plomb.	EXPRESSION sur la région frontale	RÉTROPULSION	SOMME DES FORCES employées évaluées en kil.	LA TÊTE est-elle descendue?		LÉSIONS.
B. artificiel 90 mill.	9	90	Modérées					Modérée		Non.	Aucune.
	9	90		Insignifiantes				Insignifiante	Oui		Aucune.
B. artificiel de 85 à 80	5	92	20		20			40	Oui		Enfoncement peu marqué.
85	5	92	20 à 28	6 k. 500				26 à 32.500	id.		id. id.
85	9	90	Faibles					Aucune violence	id.		Enfoncement insignifiant.
84	8	86	id.				Force médiocre	Force modérée	id.		Rien.
83	6	90		20				20	id		Fracture du maxillaire.
83	21	93	14					14	id.		
82	6	90		8	20			28	id.		Rien.
Bassin artificiel 80	21	93		Légère			Légère	6 à 7	Oui		
	3	91	16		10			26	id.		Rien.
	3	91	13		20			33	id.		id.
	9	90		Légère		Légère		Faible	id.		
	8	86		Modérée			Modérée	Modérée	id.		
Bassin naturel 77	13	90		Très-faibles				Très faibles	Oui		Rien.
	18	93		12				12	id.		id.
	18	93		Insignifiantes	10			12 à 13	id.		id.
Bassin artificiel 75	8	86		Modérée			Vigoureuse	Pas toute ma force	Oui		Petite fracture du pariétal.
	16	94		22		5		27	id.		Enfoncement.
	16	94	40					40		Non.	Enfoncement. Pas de fracture.
Bassin artificiel 70	15	86		Très-faibles				Très-faible	Oui		
	4	90	20		20			40	id.		Enfoncement considérable.
	4	90	39					39			id.
Bassin naturel 67	1	87	35		20			55	Oui		Enfoncement pariétal. Pas de fracture.
	2	89	20		10			30		Non.	Enfoncement. Double trait de fracture.
	2	89	Assez fortes	Assez fortes				Vigoureuses	id.		
	7	89	35					35		id.	Enfoncement pariétal. Fracture.
	7	89	15	13				28	id.	id.	
	10	85	Vigoureuses	Vigoureuses		Avec les doigts	Aussi forte que possible	Plus de 50			Enfoncement. Fracture. Dure-mère décollée.
	11	90	id.	id.		id.	id.	Toute ma force	id.		Enfoncement considérable. Fracture.
	14	93	11	id.		id.	id.	Plus de 80		id.	Enfoncement. Fracture.
	20	93	55	22				77		id.	Pas de fracture.
	21	93	50					50		id.	Enfoncement pariétal. Fracture.
	21	93	22	18				40	id.		

FŒTUS AVANT TERME

BASSIN Diamètre sacro-pubien.	N° de l'exp.	Diam. bipariétal	TRACTION sur le cou.	TRACTION sur le maxillaire.	EXPRESSION avec le plomb.	EXPRESSION sur la région frontale	RÉTROPULSION	SOMME DES FORCES employées évaluées en kil.	LA TÊTE est-elle descendue?		LÉSIONS.
Bassin artificiel 75	7	80	Modérée					Modérée		Non.	
	7	80		Modérée				Très-faible	Oui		
	13	87		20				20	id.		Enfoncement marqué, fêlure du pariétal.
Bassin artificiel 70	2	73						Poids du fœtus	Oui		Rien.
	14	87		15				15	id.		id.
	11	87		7	10			17	id.		id.
Bassin naturel 67	1	72						Poids du fœtus	Oui		Rien.
	3	75		Flexion				id.	id.		id.
	5	78	Légère	Légère				4 à 6	id.		id.
	8	82		Flexion				Très-faible	id.		id.
	9	83		12	10 sur front			22	id.		Enfoncement. Fracture du pariétal.
	10	86		Légère		Légère	Modérée	25	id.		Enfoncement considérable. Pas de fracture.
	12	87	20					20	id.		Enfoncement. Fracture du pariétal.
65	7	80	Violentes					Toute ma force		Non.	Enfoncement. Fracture.
	7	80		Vigoureuse			Forte.	Pas très-considérable	Oui		
63	6	80	Fortes					Considérable		id.	Disjonction de colonne vertébrale. Enfoncement du pariétal. Fracture.
	6	80	id.	Flexion	20			Forte	id.		
60	2	78		8				8	id.		
45	2	73	38	22				60		id.	Maxillaire. Fracture.
	2	73	48					48		id.	Détroncation.

Or le diamètre bi-pariétal des têtes qui ont servi dans ces expériences était presque toujours supérieur à 90 millimètres ; donc dans ces expériences, tant que la différence entre le diamètre sacro-pubien du bassin et le diamètre bi-pariétal de la tête n'a pas excédé 15 millimètres environ, on a pu faire l'extraction sans violence.

Comparons les 5 expériences que nous avons faites dans des bassins de 75 et de 77 millimètres et dans lesquelles nous avons exercé des tractions sur le maxillaire, avec les expériences de M. Budin faites dans des conditions analogues et rapportées p. 37. Nous voyons que les résultats sont à peu près les mêmes lorsque la tête a été fléchie spontanément ou artificiellement. La force employée sur les membres inférieurs par M. Budin a été en moyenne de 20 kilogrammes. Il nous a suffi en moyenne de 18 kilogr. pour arriver au même résultat; ces chiffres sont bien inférieurs à ceux de Goodell.

Si nous considérons les expériences faites sur des fœtus à terme dans le bassin naturel de 67 millimètres, nous voyons que sur 11 tentatives d'extraction, 5 fois la tête a passé sous un effort qui a varié de 30 à 55 kilogrammes ; 6 fois malgré tous les moyens, malgré l'emploi d'une force qui a atteint jusqu'à 80 kilogrammes dans un cas, la tête n'a pas franchi le détroit supérieur. Il y a en moyenne un écart de 23 millimètres entre les dimensions du diamètre sacro-pubien et du diamètre bi-pariétal.

Dans la moitié des cas au moins, si l'on applique les tractions sur le maxillaire, si l'on y joint l'expression frontale et des pressions dirigées d'avant en arrière sur la base du cou, nous croyons qu'on pourra extraire la tête fœtale dans ces conditions; mais toujours on lui fera subir des violences qui nous paraissent incompatibles avec la vie de l'enfant.

On peut espérer au contraire l'extraction d'un enfant vivant si l'écart entre le diamètre minimum du bassin et le diamètre bi-pariétal de la tête ne dépasse pas 15 millimètres.

Pratiquement, dans un bassin dont le diamètre promonto-sous-pubien mesure de 90 à 95 millimètres, si l'enfant à terme vient par le siége, l'obstacle provenant du volume de la tête n'est pas insurmontable et il peut naître vivant.

Cette conclusion est tirée d'un bien petit nombre d'expériences; l'observation 5, prise dans le service de M. le professeur Depaul et tout récemment publiée par M. le Dr Budin, la confirme cependant et donne en même temps un appui à la méthode d'extraction combinée que nous recommandons. Nous faisons remarquer que dans ce cas la tête fœtale était très-volumineuse.

Nous rappelons que Simpson dit avoir extrait un enfant vivant à terme dans un bassin dont le diamètre conjugué mesurait 75 millimètres, que Goodell a deux fois obtenu le même résultat (voy. p. 35), et M. le Dr Blot, dans un mémoire sur la version dans les rétrécissements du bassin, lu à l'Académie de médecine dans la séance du 15 juillet 1868, publie une observation très-intéressante dont voici le résumé : il s'agit d'une rachitique; le diamètre sacro-sous-pubien mesure 95 millimètres et l'on estime que le diamètre promonto-pubien a une longueur de 80 à 82 millimètres. M. Blot fait la version ; il y a des difficultés pour l'extraction de la tête. « Au bout de quelques secondes, l'opérateur éprouva manifestement la sensation d'une résistance vaincue, un craquement s'était produit et la tête avait pénétré dans l'excavation.

« Nous pûmes, dit M. Blot, constater sur le pariétal droit ce que nous avions annoncé pendant l'opération, un enfoncement considérable de 1 centimètre de profondeur, juste au niveau de la bosse pariétale, c'est-à-dire au point qui correspondait à l'angle sacro-vertébral. De plus, l'angle supérieur et antérieur du même pariétal présente un chevauchement mesurant de 5 à 6 millimètres. Malgré ces lésions il n'existe aucun trouble de la motilité ni de la sensibilité. Cet enfant a, d'ailleurs, toutes les apparences d'un fœtus à terme; son développement est complet; il pèse 3,320 grammes. Les principaux diamètres de la tête présentaient les dimensions suivantes : occipito-mentonnier, 135 millimètres; bi-pariétal (au niveau de l'enfoncement), 80 millimètres. Les suites de couche de la mère furent naturelles. L'enfant revu 7 mois après sa naissance se portait parfaitement, mais gardait encore la trace de la dépression du pariétal. »

Dans les expériences que nous avons faites avec des fœtus avant terme, ceux-ci ont très-généralement passé sous de faibles efforts tant que la différence entre le diamètre sacro-pubien et le diamètre bi-pariétal n'a pas excédé 15 millimètres; mais au delà, et en employant des forces dont la somme est de 25 kilogrammes tout au plus, nous avons produit déjà des enfoncements profonds et des fractures du pariétal.

Aussi avons-nous la conviction que dans des conditions relativement égales, on doit agir beaucoup plus doucement quand il s'agit de fœtus avant terme. Pour les extraire, de faibles tractions suffiront, c'est vrai, mais ils détermineront souvent sur eux des lésions qu'on n'observera chez des fœtus à terme que par un déploiement de force beaucoup plus considérable. Contrairement à ce que nous avions cru tout d'abord, les fractures du pariétal se produisent facilement sur les têtes peu ossifiées, l'os se plie comme du carton sec. Peut-être ces lésions, comme beaucoup d'auteurs l'admettent, n'ont-elles pas une excessive gravité.

L'heureuse influence de la flexion de la tête dans les expériences qui portent sur les fœtus avant terme est au moins aussi marquée que dans celles où les fœtus sont à terme.

§ IV. Lésions produites.

Nous n'avons cherché et noté qu'un certain nombre de lésions; nous avons, par exemple, laissé de côté la disjonction entre les deux portions de l'occipital observée d'abord par Jacquemier, puis par Schröder et Carl Ruge. Cette lésion, d'après ce dernier auteur, serait assez fréquente pour que nous eussions dû la rencontrer souvent sur les fœtus qui nous ont servi, si nous l'avions recherchée avec soin

Notre attention s'est portée presque exclusivement sur trois points : A. les fractures du pariétal; B. les fractures du maxillaire inférieur; C. les fractures et les disjonctions de la colonne vertébrale.

A. *Fractures du pariétal.*

1° *Fœtus avant terme.* — Dans les expériences faites avec les fœtus avant terme, nous avons produit des fractures du pariétal chaque fois que la somme des forces employées a dépassé 20 à 22 kilogrammes. Dans l'expérience 10 cependant, où la force a été poussée jusqu'à 25 kilogrammes, il y avait un enfoncement considérable du pariétal, mais pas de fracture.

Nous ferons remarquer que, dans les expériences 10 et 13, nous avons trouvé une fracture du pariétal dans un cas; un enfoncement très-marqué de cet os dans l'autre, alors que le maxillaire inférieur, sur lequel toutes les tractions avaient porté dans ces deux cas, ne présentait aucune lésion.

2° *Fœtus à terme.* — Sur les fœtus à terme, le pariétal offre une beaucoup plus grande résistance et supporte mieux les pressions.

Nous le répétons, toute la force que nous avons pu déployer en opérant seul n'a pas excédé 40 kilogrammes, et, quand nous l'avons utilisée tout entière, nous pouvons la considérer comme égale à 35 ou 40 kilogrammes. Ceci dit, nous voyons qu'avec des fœtus à terme nous avons fait des fractures du pariétal chaque fois que nous atteignions cette limite de 35 ou 40 kilogrammes, comme dans les expériences 2, 7, 8, 10, 21.

Dans l'expérience 4, où l'on a constaté un enfoncement considérable, on n'a pas recherché s'il y avait une fracture, la force avait atteint 40 kilogrammes. De même pour l'expérience 1 dans laquelle nous avons employé une force de 55 kilogrammes.

Chaque fois que la force dépensée est restée au-dessous de 35 kilogrammes, le pariétal était souvent plus ou moins enfoncé, mais non fracturé.

Dans l'expérience 5, quoique la force ait été poussée jusqu'à 40 kilogrammes, il n'y a eu cependant qu'un enfoncement insignifiant.

On pourrait s'étonner de voir dans l'expérience 20 qu'il n'y avait pas de fracture du pariétal alors que l'on avait déployé sur la tête pour chercher à l'entraîner une force de 70 à 80 kilogrammes; mais nous ferons observer que, dans ce cas, toutes les manœuvres étaient restées inefficaces, la tête n'avait pas passé. Or, nous avons remarqué que très-généralement la fracture du pariétal postérieur se produit au moment même où un dernier effort va dégager derrière la symphyse pubienne la bosse pariétale antérieure. Nous ne l'avons noté que dans l'expérience 20, mais plusieurs fois nous avons vu la tête subir, sans fracture, des pressions considérables, lorsque les manœuvres employées avaient été insuffisantes pour lui faire franchir le détroit supérieur, tandis qu'une manœuvre différente l'entraînait avec une force moindre, mais amenait par sa réussite une fracture du pariétal (1) ?

En résumé, il a suffi d'une force de 20 à 22 kilogrammes pour amener une fracture du pariétal sur des fœtus avant terme.

Pour produire la même lésion sur des fœtus à terme, il a fallu une force de 35 à 40 kilogrammes.

Comment se produit la fracture du pariétal? Nous l'avons dit déjà, la partie antérieure du pariétal se moule sur la face latérale du promontoire. La bosse pariétale qui constitue la partie la plus résistante ne cède pas; l'os est creusé au-dessous d'elle. L'enfoncement peut avoir 8 et 10 millimètres de profondeur, elle le domine et reste fixée au-dessus du détroit; elle forme en effet presque toujours la limite supérieure et postérieure de la dépression. Le pariétal est comme plié au-dessous de cette bosse qui forme le sommet d'un angle presque droit dont l'un des côtés, horizontal, se dirige en avant pour rejoindre la suture fronto-pariétale, tandis que l'autre, vertical, se dirige en bas vers la suture pariéto-temporale.

La plupart des fractures que nous avons observées étaient sur le trajet de l'une ou de l'autre de ces branches,

(1) Nota. — Dans l'expérience 15, la fracture du pariétal doit être attribuée à une manœuvre particulière qui a été tentée, car les tractions qui avaient été appliquées sur le maxillaire seul avaient été faibles.

occupant tantôt toute la longueur, tantôt seulement la partie la plus éloignée de la bosse pariétale et arrivant toujours jusqu'au bord correspondant de l'os.

Dans quelques cas, l'enfoncement s'est fait juste au-dessous de la bosse pariétale.

Une fois (dans l'expérience 11) la dépression siégeait sur le pariétal en arrière de la bosse pariétale, mais dans ce cas la rotation avait été tout à fait anormale.

Quelquefois la fracture partant de la bosse pariétale se dirigeait vers la suture sagittale, et sa direction était toujours alors à peu près perpendiculaire à cette suture.

Dans un cas (exp. 11), où les deux pariétaux portaient une fracture de ce genre, nous avons cru pouvoir attribuer la lésion aux manœuvres violentes d'expression qui avaient été faites.

Plusieurs fois (exp. 10 et 11) nous avons noté un large décollement de la dure-mère qui se trouvait tendue au devant des inégalités déterminées par l'enfoncement du pariétal.

La forme de la dépression a presque toujours été la même, et on ne peut mieux la comparer qu'à l'intérieur d'une cuiller.

B. *Fracture du maxillaire.*

Nous avons recherché avec soin dans chaque expérience quelles pouvaient être les lésions produites sur le maxillaire, et jamais nous n'avons trouvé de luxation. Huit fois, au contraire, nous avons déterminé des fractures : deux fois sur des fœtus avant terme, six fois sur des fœtus à terme. Les deux fœtus de la première série étaient tous deux arrivés au terme de huit mois. La fracture dans ces deux cas siégeait au niveau de la symphyse du menton. Dans les deux cas il fallut tirer sur la mâchoire avec une force de 22 kilogrammes pour produire cette lésion.

Dans l'observation 4, nous avons produit également une fracture du maxillaire dans un point très-voisin de la ligne médiane. La force employée avait été modérée, le fœtus avait à peine dépassé le terme de 7 mois. Son diamètre bi-pariétal mesurait 80 millimètres et le diamètre promonto-sous-pubien du bassin avait la même longueur, ou à peu près.

Dans l'expérience 13, portant sur un fœtus presqu'à terme (8 mois 1/2 environ), une traction de 20 kilogrammes sur le maxillaire n'a amené aucune lésion de cet os.

Parmi les six fœtus à terme, à qui nous avons brisé le maxillaire, tantôt nous avons trouvé une fracture de la symphyse du menton, c'est-à-dire une disjonction de cette symphyse (exp. 17), tantôt un arrachement d'un des condyles de la mâchoire au niveau du col du condyle. Nous avons observé quatre fois cette dernière lésion (exp. 17, 18, 19, 21). Dans l'expérience 6, l'os est fracturé au niveau de l'union du corps avec la branche gauche.

Le fœtus de l'expérience 17 présentait à la fois une disjonction incomplète de la symphyse du menton et un arrachement du condyle droit.

La force qui a été nécessaire pour produire ces lésions s'est élevée :

Dans l'expérience	VI...........	à 20 kilogrammes.
—	XVI.........	à 28 —
—	XVII........	à 25 —
—	XVIII........	à 25 —
—	XIX.........	à 36 —
—	XXI.........	à 35 —

Il a donc fallu, en moyenne, 28 kilogrammes pour fracturer le maxillaire inférieur d'un fœtus à terme.

Dans ces mêmes expériences 16 et 21, dans les expériences 14 et 20 de la même série, des tractions de 22 kilogrammes sur la bouche n'ont produit aucune lésion du maxillaire.

La conclusion de ces expériences serait donc qu'il ne serait pas prudent d'appliquer sur le maxillaire de fœtus avant terme (8 mois environ) des tractions supérieures à 20 kilogrammes : à 22 kilogrammes on briserait cet os.

Les mêmes tractions peuvent aller un peu plus loin sur des fœtus à terme, mais ne doivent pas dépasser 25 kilogrammes.

Ce résultat est absolument conforme à celui qu'a obtenu Matthews Duncan qui dit qu'on peut, sans crainte de briser ou de luxer la mâchoire d'un enfant à terme, exercer sur sa bouche une force qui n'est pas probablement au-dessous de 22 kilog. 1/2.

C. *Lésions de la colonne vertébrale.*

Nous avons produit cinq fois des lésions graves de la colonne vertébrale : deux fois sur des fœtus avant terme (exp. 2 et 16), trois fois sur des fœtus à terme (exp. 18, 20, 21).

Dans l'expérience 2 de la première série, une traction de 48 kilogrammes sur la base du cou sépare la tête du tronc entre l'occipital et l'atlas.

Dans l'expérience 6 de la même série, une traction appliquée sur les membres inférieurs, dans laquelle nous épuisons toutes nos forces, c'est-à-dire 40 kilogrammes environ, amène une disjonction entre la deuxième vertèbre dorsale et la troisième.

Ces deux fœtus étaient arrivés au terme de huit mois environ. Remarquons que sur le dernier la rupture de la colonne vertébrale s'est produite dans la région dorsale.

Dans les trois cas qu'il nous reste à analyser, il s'agit de fœtus à terme.

Dans l'expérience 18, une traction de 50 kilogrammes sur la base du cou amène une disjonction entre l'atlas et l'axis. Il y a une hernie de la moelle à travers les enveloppes rompues.

Dans l'expérience 20, on tire sur la base du cou avec une force de 50 à 55 kilogrammes. Après l'expérience, on trouve une disjonction entre l'atlas et l'axis, et une fracture du corps de l'axis.

Dans l'expérience 21, une traction de 50 kilogrammes sur la base du cou produit une disjonction entre la troisième vertèbre cervicale et la quatrième. Le disque cartilagineux qui sépare ces deux vertèbres est en grande partie arraché et séparé du corps des deux vertèbres ; il est retenu à chacune d'elles par un point opposé de ses bords.

Donc, dans ces trois cas, il a fallu, pour rompre la colonne vertébrale, tirer sur la base du cou avec une force de 50 kilogrammes environ.

Ces chiffres sont conformes à ceux qu'ont trouvés Joulin, Matthews Duncan et Goodell.

CONCLUSIONS.

I

Le mécanisme de la sortie de la tête arrivant la dernière dans un bassin rétréci suivant son diamètre antéro-posté rieur est ordinairement le suivant :

La tête se dirige d'abord transversalement et s'incline en arrière. Sous l'influence des tractions, le côté postérieur de la base passe et entre le premier dans l'excavation. La tête continue à descendre en conservant cette inclinaison et par conséquent la partie postérieure de la voûte s'engage plus profondément que l'antérieure, jusqu'au moment où la bosse pariétale arrive en arrière au niveau du détroit supérieur.

En même temps la tête se fléchit et se porte en masse dans la moitié du bassin où se trouve l'occiput ; elle pivote de telle sorte que la bosse pariétale postérieure se loge dans l'encoche formée par la réunion du promontoire avec l'aileron du sacrum et s'arc-boute contre l'arête qui limite en ce point l'ouverture du bassin, tandis que la suture fronto-pariétale se trouve en rapport avec la partie la plus saillante du promontoire. Le côté antérieur de la voûte exécute alors un mouvement de bascule autour de la bosse pariétale immobilisée et les parties qui appuient contre le pubis franchissent le détroit. La bosse pariétale antérieure passe donc avant la postérieure.

II

Une forte flexion de la tête est la condition qui favorise le plus sa descente.

Quand la tête est bien fléchie, l'apophyse malaire ne s'accroche plus au pourtour du détroit supérieur; le glisse ment, le tassement dans la moitié du bassin qui loge l'occiput se fait facilement ; la suture fronto-pariétale peut en arrière se placer au devant de la partie la plus saillante du promontoire.

III

Le maxillaire inférieur, sur lequel on tire avec deux doigts introduits profondément dans la bouche, nous a paru être le meilleur point d'application des tractions.

IV

On facilite considérablement l'extraction par les deux manœuvres suivantes :

1° En repoussant directement en arrière dans la concavité du sacrum, le côté de la base du cou qui se trouve descendu derrière la symphyse pubienne ;

2° En faisant faire par un aide l'expression portant sur la région frontale du fœtus et dirigée suivant l'axe du détroit supérieur.

V

On peut espérer extraire un enfant vivant chaque fois que le diamètre bi-pariétal de la tête ne surpasse pas le diamètre antéro-postérieur du bassin d'une longueur de plus de 15 millimètres environ.

VI

On risque de produire une fracture du pariétal, quelles que soient les manœuvres d'extraction, si la force totale employée atteint 35 à 40 kil. sur un enfant à terme, 20 à 22 kil. sur un enfant avant terme.

VII

Le maxillaire inférieur d'un enfant à terme peut supporter sans se rompre une traction de 25 kil.

VIII

La colonne vertébrale d'un enfant à terme s'est rompue trois fois sous un effort de 50 kil

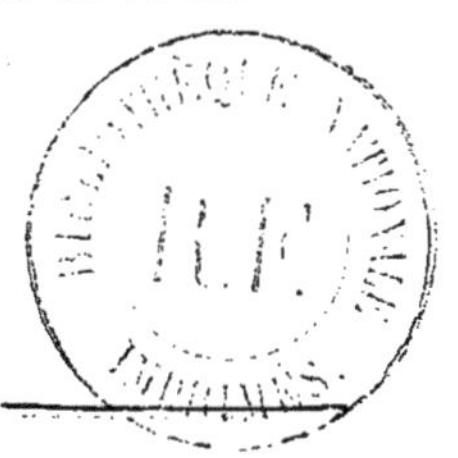

Bassin de Bronze de la Maternité. Planche I.

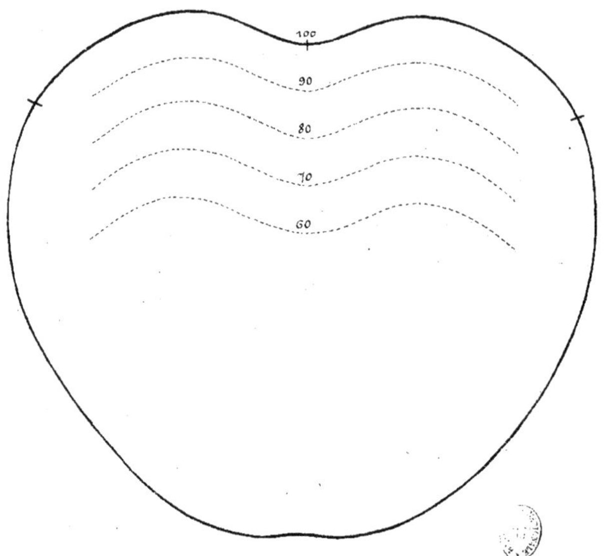

Diamètre Sacro-pubien utile 100 millimèt.s

Transverse............130

Oblique gauche........120

Oblique droit.........120

Du Promontoire à la pointe du Coccyx 130.

Largeur du Sacrum 95.

Bassin de fonte

Planche II.

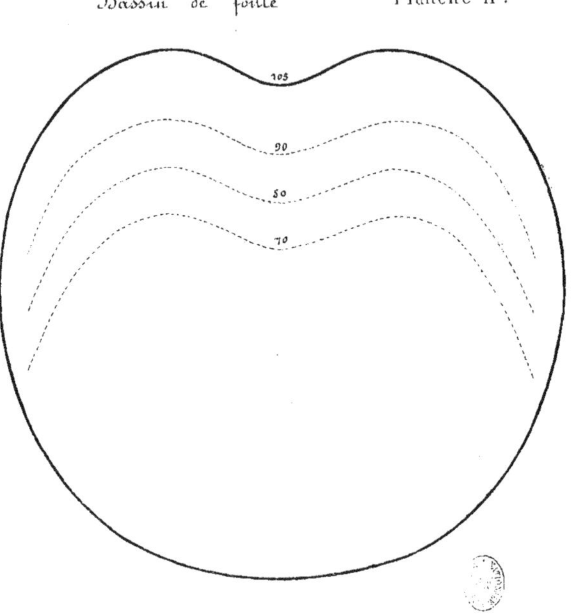

Diamètre Sacro-Pubien utile 105 millimèm.s

Transverse 130

Oblique gauche...126

Oblique droit......126

Du Promontoire à la pointe du Coccyx 117.

Largeur du Sacrum 115.

AP = 67 millimètres.
OG = 121
OD = 119,5
T = 129
F'H = 8
KR = 11,5
K'R' = 13

Planche III.

Bassin naturel.

Promonto-sous-pubien = 85 millimètres.
Hauteur de la symphyse = 35
o'o Symphyses sacro-iliaques.

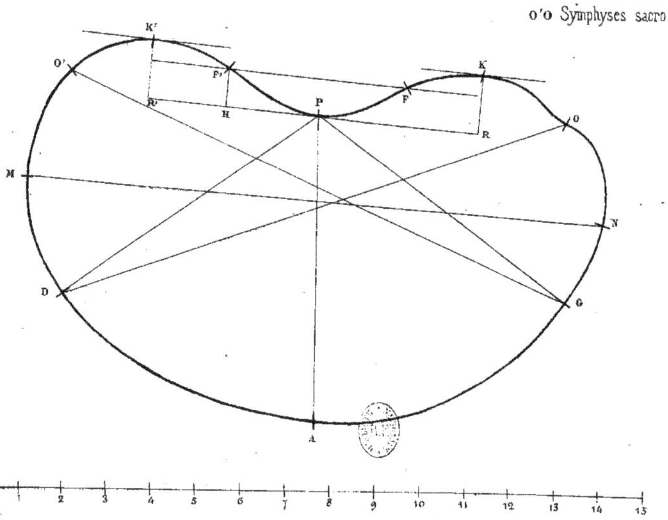

Planche IV.

Bassin de la femme Eugénie G. Détroit supérieur.

Obs. 2. — Expériences : 18 et 19.

AP = 77 millimètres.
TT' = 130
OD = 124
OG = 123
PD = 74
PG = 62
FF' = 42
PR = 17

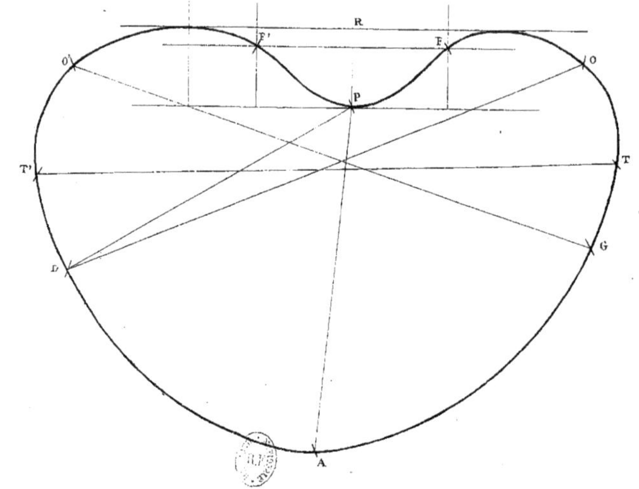

TABLE DES MATIÈRES

Paris. — A. Parent, imp. de la Faculté de Médecine, r. M.-le-Prince, 29-31.

À LA MÊME LIBRAIRIE

Paris. — Typ. A. PARENT, imp. de la Fac. de Médecine, r. M.-le-Prince, 29-31

www.ingramcontent.com/pod-product-compliance
Ingram Content Group UK Ltd.
Pitfield, Milton Keynes, MK11 3LW, UK
UKHW022023170726
13837UKWH00001B/360